MÉMOIRE

SUR LE

CHOLÉRA MORBUS.

METZ. — IMP. DE [illegible]

MÉMOIRE

SUR LE

CHOLÉRA MORBUS

Qui a régné épidémiquement

A METZ,

ET LIEUX CIRCONVOISINS,

PENDANT L'ANNÉE 1832.

PAR J.-J. PASCAL,

DOCTEUR EN MÉDECINE DE LA FACULTÉ DE PARIS; MÉDECIN ORDINAIRE DE L'HÔPITAL MILITAIRE D'INSTRUCTION DE METZ; CHEVALIER DE L'ORDRE ROYAL DE CHARLES III D'ESPAGNE; MEMBRE DE L'ACADÉMIE ROYALE DE MÉDECINE DE MADRID; DE LA SOCIÉTÉ MÉDICO-CHIRURGICALE DE CADIX; DE LA SOCIÉTÉ ROYALE DE MÉDECINE DE MARSEILLE ET DE LA SOCIÉTÉ DES SCIENCES MÉDICALES DU DÉPARTEMENT DE LA MOSELLE.

> La solidité d'une théorie dépend toute entière des faits qui lui servent de base. ..... C'est en définitif l'opinion que le médecin se forme sur la nature d'une maladie, qui le guide dans son traitement.

PARIS,

CHEZ J.-B. BAILLIÈRE,

LIBRAIRE DE L'ACADÉMIE ROYALE DE MÉDECINE, ET DU COLLÈGE DES CHIRURGIENS DE LONDRES.

Rue de l'École-de-Médecine, n° 13 (Bis).

1836.

TABLE

DES MATIÈRES.

DEUXIÈME PARTIE,

FIN DE LA TABLE.

INTRODUCTION.

L'apparition des maladies graves, surtout lorsqu'elles sont épidémiques, excite toujours au plus haut degré la sollicitude des médecins. Aussi n'est-il point d'affection qui ait plus fortement préoccupé les esprits que le Choléra-Morbus.

Les opinions émises sur la cause de cette maladie, sur sa nature et son traitement, ont été bien diverses. Aujourd'hui que la doctrine médicale devient à cet égard tous les jours plus positive et plus rationnelle, il est cependant encore quelques points obscurs sur lesquels les hommes de l'art doivent le tribut de leurs réflexions.

C'est ce motif qui nous a décidé à rédiger nos observations sur la maladie dont il s'agit. Peut-être suggèreront-elles à d'autres observateurs des rapprochemens utiles.

Suivant l'idée que nous nous en sommes formée, le Choléra est dû à l'infection, quoique n'étant pas contagieux. Sa cause, transmise par la voie de l'air humide, pénètre nos organes, principalement à l'aide de l'appareil respiratoire, et, par l'intermède du sang, agit sur l'économie toute entière, à la façon des corps étrangers miasmatiques que l'organisme expulse par la voie des excrétions.

C'est ce phénomène de l'excrétion, qui nous paraît développer une vive irritation dans les organes où il se présente. C'est à lui qu'il faut rapporter l'origine de cette inflammation prodigieusement étendue du canal digestif, devenu la voie d'élection pour la sortie du corps étranger.

Nous laissons les hommes éminens dans la science, juges de cette théorie qui nous paraît toutefois concorder parfaitement avec les faits.

Quelqu'incomplet que soit ce mémoire, nous nous estimerions heureux s'il pouvait contribuer en quelque chose à éclairer sur le caractère véritable du Choléra.

Ce mémoire est divisé en trois parties: La première embrasse l'exposition des faits recueillis sur l'épidémie, ainsi que ceux qui ont été observés avant son apparition, et depuis qu'elle a cessé de régner.

La seconde a pour objet la généralisation des faits et la déduction d'une théorie générale de la maladie.

Dans la troisième et dernière partie, se trouvent exposés le diagnostic, le pronostic et le traitement.

PREMIÈRE PARTIE.

FAITS PARTICULIERS

PREMIÈRE DIVISION.

OBSERVATIONS DE CHOLÉRA.

PREMIÈRE SECTION.

Observations de Choléra antérieurs a l'épidémie.

PREMIÈRE OBSERVATION.

CHOLÉRA SEC. (1)

AFFECTION GASTRO-SPINALE TRÈS-AIGUE.

Le nommé T—. sapeur au 2e régiment du génie, entra à l'hôpital militaire de Metz, le 21 octobre 1831, dans la matinée. Cinq jours auparavant, il en était sorti bien portant, après avoir eu depuis un mois des accès de fièvre intermittente qui avaient cédé sans difficulté au sulfate de quinine.

Mais, dès sa sortie de l'hôpital, il fut repris de pesanteur de tête, un jour non l'autre. La nuit du 20 au 21, il ne put dormir, et fut atteint sans cause particulière connue, par de violentes coliques.

(1) Hippocrate a le premier divisé le choléra en *sec* et en *humide*. Cette distinction adoptée par Sydenham, n'a point été généralement admise. Les cas de choléra sec sont effectivement très-rares.

Ces coliques étaient accompagnées de dégoût, de constipation, d'envies continuelles d'uriner, et de l'impossibilité de satisfaire ce dernier besoin sans se livrer aux plus violents efforts.

Le malade, était, en outre, en proie à des spasmes fréquens dans les muscles des mollets, et à une contraction convulsive et suffoquante de la base du thorax qui ne lui laissait presqu'aucun repos, et qui était accompagnée de l'expectoration de quelques mucosités très-difficiles à détacher.

Le 21 *octobre*, au moment de la visite, vers neuf heures du matin, décubitus sur le côté droit; léger frisson; accablement; pâleur du visage et de la peau en général; langue légèrement saburrhale: épigastre très-sensible au toucher et douloureux; régions ombilicale et iliaques indolores; constipation; dysurie; serrement douloureux de la base du thorax qui résonne partout; pouls presque naturel, avec une légère tension de l'artère; réponses libres et faciles.

Prescription: Diète; orge miellée; potion avec infusion de fleurs de tilleul; trente sangsues sur l'épigastre, cataplasme après la chute des sangsues; lavement émollient.

A la visite du soir; diminution de la douleur épigastrique; douleur lombaire très-vive, augmentant au toucher; anxiété.

Prescription: Trente sangsues à la région lombaire; fomentations émollientes après la chute des sangsues.

Le 22 : Il y a eu insomnie pendant la nuit. La douleur lombaire s'est accrue ; le bas du dos est, au toucher, d'une très-vive sensibilité ; langue sèche et rouge ; peau sèche et chaude ; constipation ; émission facile des urines ; ingestion des boissons sans difficulté ; pouls fréquent, très-aisément dépressible et avec une légère vivacité.

Prescription : Diète ; limonade tartrique ; potions émulsives ; trente-cinq sangsues au bas du dos ; cataplasme sur l'abdomen.

Le 22 *au soir :* Même état ; la douleur dorsale et lombaire est descendue au niveau du sacrum où elle se présente avec une extrême vivacité.

Les sangsues posées ayant pris imparfaitement, quatre ventouses sont appliquées sur la région douloureuse.

23 *au matin* ; Toujours décubitus sur le côté droit ; figure immobile ; lèvres bleuâtres ; dents serrées ; pupilles très-dilatées et immobiles ; perte complète de connaissance. La peau, dans toute son étendue est chaude et d'une couleur bleuâtre et livide ; abdomen souple ; membres inférieurs demi fléchis ; membres supérieurs pendans ; pouls imperceptible ; battemens du cœur inapperçus.

T.— expire à 9 heures du matin avant la fin de la visite, le 3e jour de son entrée. Un cataplasme sinapisé venait en ce moment d'être placé sur la région lombo-sacrée.

La mort est immédiatement précédée par une contraction spasmodique générale. La tête se renverse, le thorax est entraîné en arrière, la pupille se resserre; elle ne change point sous l'influence d'une lumière plus vive; T.— devient immobile. La peau reste chaude et livide.

Nécropsie, 24 heures après la mort.

Extérieur. La peau est partout et uniformément d'une couleur rouge livide. L'épiderme est détaché çà et là et se décolle partout avec une prodigieuse facilité par le moindre frottement; les poils, les cheveux, les ongles s'arrachent sans effort. Le derme ainsi mis à nu, est rose lie de vin et humide; cette couleur se présente avec la même intensité, soit en avant, soit en arrière du cadavre. Gonflement de la joue gauche sur laquelle la tête a reposé. Ce gonflement est dû à l'accumulation d'un fluide séreux qui pénètre les diverses parties de la joue. Point de gonflemens semblables ailleurs, ni aux lombes, ni au dos.

Crâne. La calotte enlevée, on ouvre la duremère; à peine celle-ci est-elle ouverte, que le *cerveau*, par l'effet de l'inclinaison de la tête, cédant à l'influence de la pesanteur, sort peu à peu de la cavité arachnoïdienne, sous forme d'une bouillie épaisse, diffluente; cette bouillie a conservé la disposition régulière du tissu cérébral. Ainsi on y distingue les substances grise et blanche. Celle-ci est d'un blanc mat, n'offre nulle part la moindre strie rouge, le moindre point vasculaire; et contraste d'une manière frappante, et par une ligne nette et régulière avec la substance grise, qui est rouge livide, et partage l'aspect du tissu cutané.

Le *cervelet* surtout, présente une telle diffluence

qu'il se réduit en bouillie presque liquide en tombant sur la table, par l'effet de son propre poids.

Le *mésocéphale* partage le ramollissement général de la masse cérébrale, lequel semble s'arrêter au-dessous du bulbe rachidien.

Le corps sus-sphénoïdal est également ramolli.

Les *membranes du cerveau*, en général, sont rouges lie de vin. Leur coloration est srutout très-prononcée à la base du crâne. Les sinus longitudinal supérieur et transverse sont vides

La *moëlle épinière*, à partir du bulbe, jusqu'au renflement lombaire, est dans sa consistance presqu'ordinaire; mais le renflement du bas du dos est converti en bouillie grisâtre. Les nerfs qui en partent, décollés par le moindre effort, laissent des ouvertures par lesquelles s'échappe la bouillie grisâtre renfermée dans la pie mère rachidienne. Au-devant et derrière ces ouvertures, s'en présentent de capillaires desquelles jaillit également le même fluide.

Les nerfs sciatiques, dans la partie qui correspond aux échancrures de ce nom, sont colorés en rouge dans toute leur épaisseur. Cette coloration cesse au dessous de l'échancrure, et les nerfs ne partagent point plus bas la rougeur livide des muscles qui les entourent.

Les *ganglions surrénaux* et *opisto-gastriques* sont rouges, mais ne présentent ni gonflement, ni ramollissement. Ils partagent d'ailleurs, sous le rapport de la couleur, celle du tissu cellulaire qui les entoure. Quelques ganglions lombaires et cervicaux du trisplanchnique examinés, ne présentent rien de particulier.

Thorax. Le *pharynx* est rouge et livide, ainsi que la partie laryngienne de l'*œsophage.* Au-dessous, ce dernier est blanchâtre comme de coutume.

Le *Larynx* est le siège d'une vive rougeur, avec altération du poli de la muqueuse au-dessous des lèvres de la glotte.

La *trachée* est, ainsi que les bronches, colorée en lie de vin.

Les *poumons* sont libres dans le thorax, excepté le droit qui adhère au diaphragme par sa base et dont les lobes tiennent entr'eux par des adhérences très-légères. Leur aspect est rose et livide. Dans l'intervalle des lobes du poumon droit, l'organe offre une couleur écarlate. Le tissu de ces organes est crépitant, surnage parfaitement, de couleur rouge livide, généralement engoué de sang. L'expression de ce tissu ne peut faire sortir en entier le sang qu'il contient. Le bord postérieur des poumons comparé au bord antérieur, offre peu de différence. L'engouement sanguin est le même, à peu près, dans l'une et l'autre région.

Les *plèvres* présentent une très-petite quantité de liquide rosé. Le *péricarde* est vide. Le *cœur* est flasque et comme flétri. Cette apparence tient à l'extrême mollesse de son tissu qui s'abandonne tout-à-fait à son poids et ne conserve aucune rigidité. L'oreillette droite ne présente rien de particulier, non plus que le ventricule droit qui est comme elle, de couleur rouge brune. La valvule tricuspide présente des taches blanches dues à une matière accumulée entre les lames fibreuses qui la forment. L'artère pulmonaire n'offre rien à remarquer, ni l'oreillette gauche. Le ventricule gauche un peu plus épais que le droit, offre une couleur rosée et livide ; mais au lieu d'être générale, comme dans le ventricule droit, cette coloration suit les colonnes charnues et ne se voit pas dans leur intervalle. La valvule mitrale présente des taches blanches analogues à celles de la valvule tricuspide. Les valvules sigmoïdes de l'aorte sont rosées et presque écarlates ; tandis que celles de l'artère pulmonaire sont d'une couleur livide.

L'*aorte* est généralement d'une couleur rouge écarlate, depuis son origine, jusques dans ses principales branches examinées. Cette coloration intéresse la membrane interne dont le poli est moindre que dans l'état naturel. Mais elle est interrompue par des taches jaunâtres, irrégulières, formées par une matière crayeuse, et correspondant à une portion de membrane interne dépolie et rugueuse. Ces taches jaunâtres règnent à l'origine de l'aorte, sous les valvules sigmoïdes; à l'origine des troncs brachiaux et céphaliques ; le long et dans les intervalles des origines des intercostalles et des lombaires. Les artères iliaques et crurales présentent une couleur qui cesse d'être écarlate et devient livide.

Les *veines* partagent cet aspect livide.

Tout le système circulatoire est complètement vide, cœur, aorte, artère pulmonaire, veines ;

nulle part un seul caillot, ni rien qui indique la présence du sang libre. Mais la surface interne de l'aorte présente une multitude de très-petites goutelettes d'huiles très-reconnaissables à leur aspect brillant particulier. Aucun liquide voisin n'a pénétré dans l'aorte pendant l'autopsie pour lui communiquer cet aspect.

Derrière les reins, dans la masse lombaire du *sacro-spinal*, accumulation de sang noir, en caillots diffluents, au milieu du tissu cellulaire de ces parties. Du reste, dans aucune de ces parties se trouve la moindre trace de pus, quoiqu'elles ayent été durant la vie le siège d'une douleur atroce et persévérante.

Abdomen. Péritoine généralement rouge livide et poli.

Estomac. Surface intérieure, parsemée vers son grand cul de sac, le long de sa petite courbure, vers ses faces supérieures et inférieures de larges plaques rouges, comme ecchymosées, dans l'intervalle desquelles la membrane muqueuse offre un aspect mollasse et fougueux. Quelques liquides blanchâtres sont dans l'estomac. Au milieu d'eux se distinguent de très-petits grumeaux blanchâtres qui paraissent appartenir aux boissons dont le malade avait fait usage.

Duodénum, jéjunum, iléon enduits d'un liquide généralement rougeâtre, sous lequel la membrane muqueuse paraît du côté de l'estomac, parsemée d'une innombrable quantité de très-petits points noirs; et ensuite du côté du cœcum, marquée d'une légère teinte rosée. Mais ça et là, des taches roses plus prononcées semblent avoir fourni du sang qui, mêlé aux fluides digestifs, paraît constituer la matière rougeâtre et demie visqueuse dont la muqueuse intestinale est uniformément enduite. Vers la fin de l'iléon se trouvent trois lombricoïdes, et un certain nombre de follicules grossis et isolés.

Cæcum, colon et *rectum* remplis de matières fécales verdâtres, solides, très-bien formées, par masses isolées, paraissant être le résidu d'une digestion antécédente. Partout dans le gros intestin la membrane muqueuse est blanchâtre et comme dans l'état naturel.

Rate un peu plus volumineuse qu'à l'ordinaire; Son tissu est noir comme la suie. La pression la réduit en une bouillie noire, sans aucune consistance.

Foie mollasse, d'un vert olive, se déchirant facilement. La capsule fibreuse se détache facilement du tissu de l'organe.

Reins, séparés du tissu cellulaire sanguinolent, sur lesquels ils reposent; attirent vivement l'attention par l'extrême facilité avec laquelle se détache de son tissu la capsule fibreuse qui l'enveloppe. Le tissu du rein étant dépouillé de sa capsule, on voit avec étonnement s'échapper de sa surface une multitude de petites gouttelettes d'huile. Leur nombre augmente par la pression du tissu. Lavé et essuyé, il ne cesse, par une légère pression, de fournir le même fluide très-reconnaissable à son aspect et à sa pesanteur spécifique qui le fait aller à la surface de l'eau. Les calices, le bassinet, l'infundibulum sont comme dans l'état naturel et vides. La vessie est vide, rouge et brunâtre. L'urèthre partage la couleur livide des parties qui l'avoisinent. Les testicules n'offrent rien de particulier.

Tissu musculaire, généralement rouge livide, mollasse; *tissu cellulaire*, généralement pourvu de graisse non diffluente. L'ouverture des vésicules adipeuses prouve qu'elle est figée.

Malgré que la température de l'atmosphère ne fût, le 24 octobre 1831, dans la matinée, que de huit degrés sus zéro, thermomètre Réaumur, les poumons et le cœur du cadavre s'étaient conservés chauds.

RÉFLEXIONS.

L'observation qui précède offre un cas digne d'attention. Ainsi qu'on vient de le voir, une fièvre intermittente se déclare; le sulfate de quinine la fait disparaître. Le malade non encore solidement rétabli, veut cependant sortir de l'hôpital. Il est à peine sous l'influence du régime de la caserne, du service militaire, de la température et de l'air extérieur, qu'il est repris un jour non l'autre, de douleur de tête, prélude ordinaire d'une fièvre d'accès nouvelle. Mais cette fois ce n'est plus une fièvre intermittente du même genre; c'est une fièvre violente dont l'accès arrive tout-à-coup au *summum* d'intensité. Le système nerveux, après une alternative d'expansion et de concentration, est lancé tout-à-coup hors de sa sphère habituelle, et livré à la plus intense des irritations. L'estomac avec la moëlle épinière semblent se partager le siège du mal qui ne tarde pas à envahir l'encéphale et à se terminer par une mort convulsive.

Il faut avouer que pour celui qui n'a point vu de choléra spasmodique, cette affection extraordinaire semblerait n'être qu'une suite de la fièvre intermittente primitive, devenue tout-à-coup *pernicieuse.*

C'est aussi l'idée qui nous vint. Nous ne pouvions au 21 octobre 1831, avoir l'idée du choléra, tel que nous l'a offert l'épidémie de 1832, et nous crûmes alors que nous n'avions été témoins que d'un accès violent de fièvre pernicieuse, mais qui toutefois nous paraissait avoir avec le choléra de frappantes analogies.

Plusieurs circonstances établissent, en effet, entre le choléra et les fièvres intermittentes graves, des rapports assez étroits.

Celles-ci sont dues à l'absorption de miasmes putrides. Le choléra, à n'en pas douter, doit son origine à des causes analogues,

La fièvre intermittente, ainsi que nous l'avons établi en janvier 1827, dans un mémoire à la société des sciences médicales de la Moselle, n'est autre chose qu'une *irritation rachidienne*, (1) quelquefois produite par la seule impression du froid, mais plus souvent par l'action de miasmes absorbés, et qui, dans les accès violens, se propage à l'encéphale; réagit ensuite sur les viscères thoraciques et abdominaux, mais surtout vers l'estomac; déve-

---

(1) voyez le *compte rendu des travaux de la société des sciences médicales du dép*[t]. *de la Moselle*; *Metz*, 1827. *page* 12.

loppe vers ces organes des irritations qui s'y fixent et, par leur continuité absorbent celles des centres nerveux ou réagissent sur eux à leur tour.

Cette opinion, qui était en partie celle de M. Vaidy et que paraît professer M. Roche, a depuis été développée par M. Guérin de Mamers. Elle réunit, comme on voit, des autorités qui permettent de la considérer comme constante.

Dès-lors, on entrevoit quel rapport peut exister entre un accès violent de fièvre intermittente et une attaque de choléra. Il y a dans l'un et l'autre cas, irritation du système nerveux, et du canal digestif. Seulement, celui-ci est principalement atteint dans le choléra. Mais il est des accès de fièvre intermittente dans lesquels on voit des vomissemens, des coliques violentes, enfin tout ce qui semble caractériser un choléra léger. Nous avons en ce moment à l'hôpital-militaire de Metz, un cas qui a quelques rapports avec ceux dont nous parlons ici.

Mais, quelle que soit cette frappante analogie du choléra et de certaines fièvres intermittentes graves, on ne saurait hésiter à admettre, comme véritable choléra, le cas à l'occasion duquel nous faisons ces réflexions. Il est vrai qu'il est bien antérieur à l'épidémie; mais il n'en présente que plus d'intérêt.

Nous appellerons surtout l'attention du lecteur sur la violence de crampes, le serrement convulsif de la base du thorax, l'emprostotonos qui a caractérisé les derniers momens de la vie; enfin, sur ce mouvement excentrique qui a entraîné les fluides circulatoires hors de leurs vaisseaux pour les porter tout entiers dans les viscères et les organes, colorés par suite outre mesure. Comment méconnaître à ces phénomènes si remarquables la présence d'un agent qui stymulait vigoureusement le système nerveux ainsi que les autres organes, et appelait vers eux tous les fluides disponibles, d'après la loi: *ubi stymulus, ibi fluxus*. Cette circonstance expliquerait assez l'affaiblissement graduel de l'action du cœur dont les battemens furent bientôt imperceptibles, et étaient sans doute devenus impossibles faute de sang pour les entretenir.

Il est vrai qu'un commencement d'excrétion commençait à s'opérer. L'intestin grêle devenait le siège d'une action sécrétoire qui eut pu être suivie de selles abondantes. Mais la mort coupa court à tout effort de ce genre; et, lors de la nécropsie, le gros intestin fut trouvé rempli de fécès moulés, tels qu'ils sont en parfaite santé,

Quant à cette singularité de la présence d'*huile* dans l'aorte et dans le tissu des reins, il serait difficile de s'en rendre raison.

Dans les affections graves du système nerveux, la nutrition serait-elle pervertie au point que la graisse suivît une autre direction que celle qui lui est habituelle? L'infiltration séreuse si fréquente chez les sujets en proie depuis long-tems à des irritations rachidiennes intermittentes serait-elle le résultat de cette altération nutritive ? ou bien le fait observé sur le cadavre, serait-il normal? Nous laissons aux médecins qui se sont occupés d'anatomie pathologique, le soin de décider la question.

DEUXIÈME OBSERVATION.

CHOLÉRA LÉGER.

Gastro-colite. — Congestion pulmonaire ; Traitement par les antiphlogistiques ; guérison au 4e jour.

Pierre P. — infirmier entretenu à l'hôpital militaire de Metz, âgé de 23 ans, d'une forte constitution et d'un tempérament sanguin, avait été atteint de diarrhée dans les premiers jours d'octobre 1831. Ayant pris un lit dans les salles de malades, il ne tarda pas à se rétablir parfaitement de sa maladie qui ne dura qu'une quinzaine de jours.

Le 15 novembre suivant, nouvelle indisposition. Son appétit était diminué ; les alimens n'avaient plus de goût ; le pain, aucune sapidité ; quand il le mangeait il lui semblait qu'il avait de la terre dans la bouche.

Cet état durait depuis quelques jours, quand, tout-à-coup, le 23 novembre, à trois heures du matin, il est pris de mal de tête, de malaise, de pesanteur à l'estomac. Vers sept heures la céphalalgie susorbitaire s'accroit ; la vue s'obscurcit ; la bouche devient amère ; une salive douceâtre afflue dans cette cavité, et ne tarde pas à être suivie d'envies de vomir. Bientôt des vomissemens répétés ont lieu avec déjections de matières bilieuses sans traces d'alimens. Une inspiration profonde les accompagne. Le malade sent le besoin d'introduire de l'air avec force dans le thorax. Il éprouve à la région épigastrique de la chaleur et un sentiment de serrement qu'il cherche à vaincre. Chacun des vomissemens est accompagné d'une forte chaleur à la face et suivi de sueurs abondantes.

En même temps que ces mouvemens s'effectuent, le besoin d'aller du ventre se présente. Trois selles ont lieu dans la matinée. Des matières liquides jaunes sont évacuées.

Les vomissemens s'arrêtent vers huit heures du matin. Mais jusqu'à trois heures de l'après-midi, le malade éprouve de moment en moment le besoin d'aller à la selle, avec impuissance d'évacuer dans le plus grand nombre de cas. Les urines sont librement expulsées; le cœur est agité. En outre dans le courant de la journée, indépendamment des vomissemens et des selles dont il vient d'être question; P.— ressent de temps à autre des spasmes qui partent de la plante des pieds. Ces spasmes en arrivant au mollet, deviennent de véritables crampes, extrêmement douloureuses, qui durent quelques minutes, et ne cessent un instant que pour se reproduire bientôt avec une nouvelle intensité.

La nuit du 23 au 24 novembre, est calme.

Le 24 au matin, à notre première visite, on observe les phénomènes suivans: accablement, pesanteur de tête; coloration du visage; soif; langue rougeâtre à sa pointe et à ses bords; point d'enduit à sa surface; respiration assez libre, mais déterminant un léger murmure trachéal, que le malade dit exister depuis un temps fort long; sonorité du thorax; pouls sans accélération, peu développé et avec une certaine vivacité; épigastre serré mais insensible à la pression; point de selles depuis hier.

Prescription : Diète, orge miellé ; potions émulsives ; saignée du bras de 8 onces ; cataplasme à la région épigastrique ; invitation au calme et au repos.

24 *novembre au soir :* soulagement ; liberté plus grande de la respiratiou.

25 *au matin :* nuit assez bonne ; respiration plus libre ; mais céphalalgie frontale ; coloration du visage ; même état de la langue, de l'épigastre et du pouls.

Prescription : Trente sangsues à l'épigastre ; cataplasme sur l'abdomen ; même boisson ; mêmes potions.

25, *vers deux heures ;* grand soulagement.

26 *novembre :* Nuit très-calme ; céphalalgie disparue ; moindre coloration du visage ; langue naturelle ; pouls naturel ; selles molles et naturelles. (Bouillons maigres ; cataplasmes sur l'abdomen ; mêmes boissons et potions.)

27. — Appétit ; améloration progressive. (Crême de riz ; orge miellé.)

Les jours suivans, l'appétit se montre de plus en plus ; le malade se lève et ne conserve plus aucune trace de son accident. Les alimens sont graduellement accrus.

P.— sort guéri de l'hôpital, le 3 décembre 1831. La plaie de la veine ouverte au pli du bras s'est enflammée, et suppure quelques jours après la sortie du malade.

P.— Depuis sa sortie, reprend son service d'infirmier et se portait encore très-bien, le 15 décembre suivant, jour où nous avons cessé de le voir.

RÉFLEXIONS.

On ne saurait considérer la maladie de P.— comme une indigestion, puisqu'il n'avait point commis d'excès d'alimens ni de boisson pendant les jours qui la précédèrent, et qu'en outre, les vomissemens ne donnèrent issue qu'à des matières bilieuses. Il faut donc reconnaître que ce n'était pas à la surcharge de l'estomac que se rapporte cette double série d'évacuations survenues si rapidement et suivies d'un accablement si prononcé.

En rapprochant des périodes de la maladie de P.— les circonstances atmosphériques qui se sont présentées, il est à noter que c'est avec les premières neiges tombées à Metz, que commença son indisposition; et ce fut avec le dégel et au moment où la Moselle gonflait par la fonte des neiges qu'éclata sa maladie.

De plus, en tenant compte de l'état de réplétion du sujet dont le tempérament est évidemment sanguin, ne serait-il pas permis de considérer son affection comme provoquée par les alternatives de chaud et de foid auxquelles il se sera exposé en passant de la salle des bains ou de la cuisine dans les cours de l'hôpital?

Cette opinion est d'autant plus probable que c'est précisément dans des circonstances de ce genre (ainsi qu'il est dit ci-après) que se développent ordinairement les choléras, abstraction faite des causes miasmatiques auxquelles ces affections peuvent devoir leur première origine.

On sait que sur les bâtimens de l'état où le choléra s'est montré dans l'Inde, c'est presque toujours chez les hommes de l'équipagè qui s'étaient exposés sur le tillac, à l'air froid et humide de la nuit, que le mal éclatait. Il en est de même des circonstances qui ont précédé et accompagné l'origine de la meurtrière épidémie qui de l'Inde s'est répandue en Europe. C'est à cette première influence du chaud et du froid humides qu'il faut la rapporter.

TROISIÈME OBSERVATION.

CHOLÉRA GRAVE.

Ch.— appartenant au 26e régiment de ligne, agé de 22 ans, d'une constitution délicate, avait de la diarrhée depuis deux mois. Il allait trois ou quatre fois à la selle pendant la nuit, et toutefois, ne discontinuait pas son service, ni de manger avec appétit.

Le 24 *novembre* 1831, vers midi (c'était le lendemain de la descente d'une garde); il fut pris tout-à-coup de vomissemens continuels qui durèrent tout le reste de la journée. Ces vomissemens donnèrent lieu à la déjection des alimens que Ch.— avait mangé de bon appétit dans la matinée; et ils furent accompagnés d'un accablement extrême, ainsi que de crampes douloureuses aux mollets, qui forçaient le malade à quitter son lit et à marcher.

Le 25 *novembre*, jour de son entrée à l'hôpital militaire de Metz, sa prostration, son visage abattu, ses yeux et ses joues caves nous frappèrent vivement. Il avait la langue colorée à ses bords, la respiration faible; l'abdomen indolore; le pouls petit, lent et comme insensible; les extrémités froides. Nous désespérions de son état, et toutefois guidés par la nature de la maladie antécédente, après deux applications de sangsues sur l'épigastre, nous nous bornâmes à l'usage de l'eau de riz, des gommeux, des émolliens sur l'abdomen; nous eûmes la satisfaction de voir Ch.—, sous l'influence de ces médications antiphlogistiques et tempérantes, reprendre peu à peu ses forces si prodigieusement diminuées; l'appétit d'abord nul, revenir; l'intellect premièrement obtus, reprendre sa lucidité habituelle; et une guérison complète, tous les jours plus solide, se confirmer.

Le 17 décembre, jour de la sortie de Ch.—, il joussait de la plénitude de toutes ses facultés; il dormait bien, se promenait librement, avait bon appétit, et avait recouvré assez de forces pour pouvoir reprendre son service.

Mais quelque temps après sa sortie, Ch.— étant retombé malade, un congé de convalescence lui fut accordé, et il alla dans son pays recouvrer une santé parfaite.

QUATRIÈME OBSERVATION.

DOULEUR PLEURÉTIQUE SUIVIE DE CHOLÉRA.

B.— jeune soldat, placé salle 5, n° 15, entra à l'hôpital-militaire de Metz dans les premiers jours d'avril 1832, avec tous les symptômes d'une pleurite du côté gauche. Une application de sangsues diminua la douleur qui disparut bientôt tout-à-fait.

Quelques jours sont à peine écoulés qu'il est pris tout-à-coup de vomissement et de diarrhée. Les vomissemens donnent issue à une matière verte, et sont provoqués par l'ingestion de toutes les boissons. Un accablément profond succède à ces évacuations.

La bouche devient béante, la physionomie morne; les yeux sont cerclés ; le moral abattu ; l'insomnie, l'agitation, une inquiétude vague se manifestent. Cependant, il n'existe aucune douleur. L'abdomen n'est point sensible à la pression ; le thorax n'offre rien de particulier ; mais la langue est rouge à ses bords et à sa pointe. Une maigreur rapide et générale ne tarde pas à se manifester.

Des cataplasmes émolliens sont appliqués sur l'abdomen; des boissons délayantes sont administrées en très-petites quantités à la fois ; des sinapismes sont appliqués aux mollets.

A partir du 16 avril 1832, et sous l'influence de ce traitement, une amélioration très-prononcée s'opère. Le calme, la tranquillité renaissent. La langue redevient fauve ; tout annonce le retour de la santé. Un œuf est prescrit; dix selles succèdent à l'ingestion de cet aliment. Le pouls qui était petit, mou, sans vivacité, et un peu accéléré, conserve ce caractère; la langue n'a point changé; elle est toujours fauve, plate; point d'agitation ; calme de l'esprit. La physionomie porte l'empreinte d'une profonde faiblesse.

Le 18, 19 avril et jours suivans, quelques alimens sont essayés de nouveau, en très-petite quantité, et parviennent à passer, sans déterminer d'accident. Dès-lors les forces renaissent bientôt. Des frictions vinaigrées sur toute la peau excitent la transpiration qui est difficile et aident à la guérison.

Le 30 avril 1832, B.— est passablement remis, et, vu sa faiblesse, part pour son pays avec un congé de convalescence de deux mois,

DEUXIÈME SECTION.

CHOLÉRA ÉPIDÉMIQUE DE THIONVILLE.

CINQUIÈME OBSERVATION.

CHOLÉRA SPASMODIQUE ET ALGIDE.

55 ans.—Etat phlétorique; dévoiement et vomissemens prolongés; excès d'alimens; retour du dévoiement; vomissemens; serrement tétanique des machoires; cyanose; mort.

M. G.— pharmacien en chef de l'hôpital-militaire de Thionville, chevalier de l'ordre royal de la légion d'honneur, âgé de 55 ans, maigre, épuisé, venait d'être admis à la retraite après quarante ans de service et dix neuf campagnes. Il avait cessé de venir à l'hôpital militaire depuis cinq semaines par suite d'une indisposition qu'on avait désignée dans le principe sous le nom de *phlétore*, et pour laquelle une saignée du bras lui avait été pratiquée. Puis il avait été pris alternativement de diarrhée et de vomissemens, mais surtout d'une faiblesse très-grande qui, cependant ne l'avait pas empêché de sortir quelquefois.

Le 12 *juin* 1832. M. G.— fait quatre repas dans la journée, et prend divers mets, tels que poulet, riz, etc. Une indigestion succède à cet excès ; le dévoiement qui avait cessé, recommence.

Le 30 *juin*, dans l'après-midi, vers trois heures, nous sommes appelés en l'absence du médecin traitant. M. G.— est au lit, tranquille de corps, mais fortement préoccupé. Il accuse du dévoiement; les selles sont sans douleur. La langue est blanchâtre et nette ; l'abdomen palpé est indolore ; les urines sont libres ; la respiration naturelle; le pouls petit, mou et accéléré. Au moment de notre départ, le malade nous demande où il sera possible de nous trouver dans la journée si on désire nous envoyer chercher. Nous répondons en indiquant le lieu.

Vers quatre heures, des vomissemens étaient survenus ; le médecin traitant, prescrit la potion de Rivière.

Le 13 *juin à* 9 *heures du soir*, appelés pour la seconde fois, nous trouvons le malade dans l'état suivant : décubitus sur le dos ; face violette, foncée en couleur et immobile ; yeux livides, ternes, sans action; sclérotiques injectées ; nez, joues, front, menton froids, ainsi que la langue ; machoires serrées que les efforts du malade, parviennent à peine à écarter tant soit peu ; intelligence perdue ou presque perdue ; réponses nulles ; aux questions les plus vives, le malade fait un effort pour répondre : un obstacle insurmontable rend tout signe intellectuel impossible ; nulle douleur n'est accusée ; la langue est blanchâtre ; sa pointe, très-faiblement colorée ; abdomen pâteux ;

une seule fois la pression de l'épigastre développe de la sensibilité ; urines supprimées ; plus de selles ; crampes très-douloureuses aux mollets qui se dissipent momentanément par des frictions sur cette partie. Tronc et membres violets ; peau des doigts fortement ridée, extrémités froides et abandonnées. Le malade ne sort de cet état de torpeur et d'agitation désespérant, que de loin en loin et par l'effet des prescriptions suivantes :

Cataplasmes sinapisés aux bras, mollets, pieds ; quinze sangsues à l'épigastre ; cataplasme après leur chute; thé édulcoré chaud; infusion de menthe; mais le serrement tétanique des machoires, rend impossible l'ingestion de ces boissons. Moyens calorifiques dirigés vers les pieds et autres parties du corps.

Mort à minuit, dans la nuit du 13 au 14 juin 1832.

SIXIÈME OBSERVATION.

CHOLÉRA LÉGER.

35 ans ; tempérament nerveux, coustitution grêle ; invasion subite; cinq jours de maladie.

Ancienne paralysie des muscles auxquels se distribue le nerf facial droit ; malaise ; sensibilité abdominale vive ; préoccupation ; agitation ; crampes ; traitement antiphlogistique ; guérison très-rapide.

B.— garçon de pharmacie, âgé de 35 ans, d'un tempérament nerveux, grêle et affecté, depuis 16 ans, d'une paralysie des muscles auxquels se distribue le nerf facial droit, tomba malade le 13 juin 1832, et fut immédiatement placé dans l'une des salles de l'hôpital-militaire de Thionville.

A notre première visite, il présentait de la sensibilité à l'épigastre et à chaque région iliaque ; un état d'agitation générale, et quoiqu'il répondît aux questions qui lui étaient adressées, cependant il était visiblement préoccupé de sa maladie ; des crampes aux mollets, aux orteils, aux doigts se présentaient. Le pouls, la langue, n'étaient point changés ; la physionomie conservait son état habituel ; par l'action d'expression de la face, la bouche était entraînée du côté gauche.

Prescription : Diète ; repos au lit ; trente sangsues sur l'abdomen, savoir dix à l'épigastre, dix à chacune des régions iliaques. Cataplasmes sur l'abdomen après la chute des sangsues ; limonade gommeuse ; chaleur maintenue.

Pendant l'application des sangsues sur l'abdomen, un état de spasme général se manifeste. La disposition nerveuse du malade explique ce phénomène.

Les 14, 15 et 16, les symptômes graves qui s'étaient manifestés, disparurent progressivement, et à la faiblesse près, le malade put se considérer comme guéri, le 17, jour où l'appétit se montra avec force. Du lait édulcoré fut prescrit, et les jours suivans, des alimens plus substantiels qui permirent au malade de reprendre ses occupations au bout de peu de jours.

Pendant toute la durée de la maladie, les selles n'avaient rien présenté de particulier. Rares d'abord, elles reprirent bientôt leur cours habituel.

SEPTIEME OBSERVATION.

CHOLÉRA SPASMODIQUE.

33 ans ; bonne constitution ; tempérament sanguin bilieux ; invasion subite ; uréthrite ancienne ; diarrhée subite ; vomissemens ; douleur oppressive vers l'épigastre ; crampes ; somnolence ; peau violette ; amélioration considérable par le traitement antiphlogistique et révulsif ; bientôt irritation encéphalique ; délire ; agitation ; mort le 5e jour de la maladie.

B.— sergent des ouvriers d'administration, attaché comme infirmier-major à l'hôpital-militaire de Thionville ; agé de 33 ans ; d'une bonne constitution ; d'un tempérament sanguin-bilieux ; au service depuis 1819, tomba malade le 12 juin 1832, à sept heures du matin. Il était arrivé de Metz le 5 juin, et avait été attaché à la dépense. On apprit au moment où il tomba malade à Thionville, qu'il avait été deux mois à l'hôpital de Metz pour la syphilis ; puis avait fait deux mois son service, et qu'avant son départ de Metz, il avait été repris d'une uréthrite qu'il soignait secrètement, mangeant peu, ne prenant point de vin, ne faisant usage que de tisannes et de poudres dont on ignorait la composition.

Le 12 juin, à 7 heures du matin, B.— se sentit faible ; il alla huit fois à la selle, et rendit sans colliques, des matières claires comme de l'eau ; trois vomissemens survinrent aussi ; il urina.

Visité dès le matin, nous le trouvons dans une petite salle encombrée de lits et d'effets, auprès de ses camarades, qui mangeaient à table. Son visage était rougeâtre, la langue blanche; le pouls presque naturel; il y avait de l'accablement.

(Il est changé de salle et de lit; mis à la diète absolue, à l'eau de riz; des flanelles chaudes sur l'abdomen, des bas de laine sont placés.)

12 *juin* 1832, *à trois heures:* Visage violacé; léger cercle autour des yeux qui commencent à paraître enfoncés; front, nez, joues, lèvres froids; langue plate, blanchâtre, chaude, tendant à la sécheresse; soif vive; voix cassée, soufflée; effort très-grand pour la rendre sonore: tendance au sommeil et au repos, respiration gênée au bas du sternum, près de l'épigastre; pouls petit, mou, accéléré, concentré; et toutefois assez distinct; peau des doigts ridée. Avant la visite il y a eu des crampes aux mollets et au bras. A onze heures et demie, des vomissemens ont lieu, et donnent issue à des matières blanchâtres. Il y a eu également des selles blanchâtres avec grumaux analogues à du riz; l'urine du matin a été blanche comme de l'eau claire; le ventre est affaissé, pâteux, indolore; l'épigastre sensible, douloureux au toucher.

Prescription: Diète, eau de riz, potion avec infusion de camomille; sinapismes aux bras et aux mollets; 20 sangsues à l'épigastre; flanelles autour du ventre; manchons aux poignets; bas de laines et briques aux pieds.

12 *Juin*, — *à* 3. *heures et demie:* Depuis que les sinapismes piquent, les crampes ont cessé.

9 *heures du soir* ; Amélioration notable ; visage meilleur ; voix revenue ; le malade se félicite de son bien être. La douleur oppressive qu'il ressentait au bas du sternum est considérablement diminuée. Une douleur se montre à la région iliaque gauche lorsque cette partie est pressée par la main. Les boissons passent bien ; une potion avec l'infusion de feuilles d'oranger passe bien et plait. Plus de vomissemens ; plus de crampes ; les sinapismes ont vivement piqué. Deux selles blanchâtres ont eu lieu sans douleur ni ténesme. Chaleur générale revenue.

Prescrip. nouvelle potion ; cataplasme à l'épigastre et aux bras ; briques aux pieds ; sinapismes aux cuisses ; huit sangsues à l'anus.

13 *Juin*, *à* 6 *heures du matin :* Sommeil calme ; physionomie revenue à son état naturel ; plus de couleur livide violette ; cependant un léger cercle subsiste autour des yeux qui sont brillans et naturels ; langue blanchâtre ; voix revenue presque tout à fait ; paroles prononcées sans effort ; satisfaction ; respiration tout à fait libre ; pouls peu développé, lent, encore légèrement concentré, sans vivacité ; épigastre indolore ; douleur iliaque gauche totalement disparue ; deux selles muqueuses pendant la nuit ; écoulement uréthral très-abondant ; urines rendues sans douleur ; plus de crampes ; peau, au lieu d'être livide, plombée, violette, marbrée, comme hier, devenue blanche, naturelle, ayant repris partout sa chaleur. Ce changement de la peau frappe vivement, surtout à l'égard du visage.

Les sinapismes des bras et des cuisses ont dé

veloppé de larges plaques rouges qui sont recouvertes de cataplasmes émolliens. Les piqûres des sangsues de l'anus coulent encore.

Prescrip : repos ; chaleur maintenue ; entretenir l'écoulement des piqûres de sangsues de l'anus ; cataplasme émollient à l'épigastre, aux bras et aux cuisses ; eau-de-riz ; potion avec l'infusion de camomille.

13. *Juin à midi :* État calme, visage une idée moins blanc que le matin ; moral satisfaisant ; langue blanche ; voix comme le matin ; respiration libre ; abdomen indolore ; picotemens aux mollets et aux cuisses ; chaleur générale.

A 3 heures : idem, idem ; pouls développé, lent ; peau moite, disposée aux sueurs ; langue tiède ; soif faible ; boisson prise sans difficulté ; urines.

A 8 heures du soir : même état.

14 *juin à 6 heures du matin.* L'amélioration se soutient ; il y a eu plusieurs selles indolores pendant la nuit ; voix restant un peu rauque, mais cependant très-peu distincte ; peau plutôt sèche que moite ; pouls peu développé, sans accélération, mou, petit ; abdomen indolore à la pression. (Continuation des prescriptions de la veille.)

14. *Juin à midi* ; Visage avec teinte violacée au nez, aux paupières, aux lèvres, au menton ; yeux très-peu brillans ; soif ; chaleur brûlante à l'épigastre, quand il y a ingestion de boisson ; oppression épigastrique ; pouls très-petit, lent, mou, difficile à sentir ; froid et rides à la peau et aux extrémités qui sont comme abandonnées ; mains dans un manchon ; agitation ; le malade sort à chaque instant les mains de son lit ; plus de selles ; urines.

(*Prescrip.* 20 sangsues à l'épigastre; cataplasme après leur chute; les sinapismes appliqués ont produit des rougeurs très-prononcées aux bras, cuisses et mollets.)

14. *au soir :* — nul changement.

15 *Juin à 6 heures du matin :* Douleur générale dans toute la tête, qui ne laisse aucun repos; sentiment d'un serrement interne général; tout l'intérieur de la tête est également souffrant, sans aucune exception; même état de la physionomie; langue plate, blanchâtre, difficile à sortir; accablement cérébral; le malade peut à peine répondre et ouvrir les yeux; dans son sommeil de chaque instant, les paupières droites restent écartées, tandis que les gauches se ferment, ce qui donne au visage un aspect singulier, comme cadavérique. Nez, joues, menton froids; front chaud; langue chaude; soif vive; boisson prise en assez grande quantité à la fois; le malade la garde quelquefois sans la vomir; mais il s'en dégoute aisément.

(*Prescrip.* 24 sangsues aux tempes; — du reste comme les jours précédens.)

15. *Juin à midi :* L'écoulement du sang des tempes continue; collapsus très-grand; refroidissement des extrémités; teinte de la peau tirant sur le bleuâtre; pouls très-faible, très-petit, très-mou, difficile à bien sentir; nul sentiment de chaleur accusé à l'épigastre; ventre mou, pâteux; écoulement urèthral diminué; écoulement des urines; le malade veut se lever.

(*Prescrip.* amadou appliqué sur les piqûres des tempes; cataplasmes émolliens à l'épigastre; cataplasmes sinapisés aux bras et aux cuisses.) Ces derniers occasionnent de vives douleurs qui forcent le malade à s'agiter, à se retourner dans son lit et même à pousser des cris. Ils sont remplacés au bout de quelque temps par des cataplasmes émolliens.

15 *Juin au soir :* Délire; mouvemens irréguliers; le malade se lève sans motifs; ne peut expliquer ce qu'il veut, et nous dit d'attendre que les mots lui viennent pour le comprendre. Dans cet état d'excitation nous ne prescrivons que des cataplasmes à l'épigastre et aux membres.

16 *Juin au matin :* nuit agitée ; visage moins coloré, d'un blanc analogue à celui de la cire; yeux ternes; injection des vaisseaux du replis de la conjonctive qui occupe le grand angle de l'œil; langue blanchâtre, plate, tiède, que le malade montre en ouvrant la bouche long-temps après qu'on la lui a demandée; dyscécée ; la vue de notre langue parait le guider plutôt que nos paroles pour nous montrer la sienne ; respiration faible ; abdomen indolore; pouls très-petit, mou, lent; membres tièdes ; ni vomissement, ni selles , ni urines; prépuce rouge; écoulement urèthral presque nul ; testicules rétractés vers l'anneau.

(Même prescription qu'hier soir.)

16 *Juin au soir :* calme et délire alternatifs; esprit comme préoccupé; il boit; visage froid; langue plate, blanchâtre et glacée ; testicules retractés à l'anneau ; scrotum petit et résserré; genoux et coudes violets; partie interne des cuisses d'un rouge foncé.

17 *Juin à 6 heures du matin :* Coma; paupières à

demi écartées; râle commençant; froid glacial des extrémités.

(*Presc.* sinapismes aux pieds, mollets et avant bras.)

Mort le 17 à 8 heures du matin.

Nécropsie, le 17 Juin, à 3 heures du soir, 7 heures après la mort.

Extérieur. Point de cyanose; belle physionomie; corps bien musclé; raideur générale; les avant bras restés demi-fléchis, dans une attitude à peu près naturelle, ne la perdent par l'extension forcée que pour la reprendre un instant après en revenant lentement à leur place. Il ne reste presque plus de traces des sinapismes appliqués; les rougeurs ne se voient plus; la peau est partout légèrement plombée et blanchâtre.

Tête. Crâne. Parois très-injectées de sang noir; membranes très-injectées; quelques granulations très-peu nombreuses le long du sinus longitudinal supérieur de la duremère.

Encéphale à l'extérieur injecté assez fortement; léger épaississement de la piemère qui se détache du tissu cérébral; celui-ci coupé dans tous les sens ne présente ni ramollissement, ni altération de couleur. Les pédoncules du cerveau présentent leur substance grise centrale, couleur noire mine de plomb et confondue avec le tissu blanc voisin. La toile choroïdienne est gorgée de sang; il existe une multitude de granulations au bord des plexus choroïdes.

Thorax. Larynx, *Bronches* dans leur état naturel; *Poumons* adhérens des deux côtés par des filemens celluleux plus longs à gauche qu'à droite. Leur tissu est crépitant, fauve, mou, et donne issue par la pression à un liquide écumeux et grisâtre. *Cœur* gorgé de sang noir et liquide dans ses cavités gauches; noir et caillé dans les cavités droites. Les caillots sont d'un blanc sale et noir; la fibrine adhérente au cruor se distingue complétement de lui. Détachée de la face interne du cœur, elle parait d'un fauve obscur. Péricarde sain; aorte contenant du sang noir.

Abdomen. Péritoine lisse partout et partageant la couleur des organes subjacens. Partout il est enduit d'un fluide tenu qui tient les anses intestinales très-légérement collées les unes aux autres. Lorsqu'on les écarte, l'enduit se sépare de côté et d'autre en formant un filament de communication qui se prolonge malgré l'éloignement des parties correspondantes de la membrane séreuse. Le doigt appliqué sur le péritoine, trouve celui-ci collant, glutineux, visqueux.

Estomac, *duodénum*, *jéjunum*, *iléon* remplis de liquides jaunes foncés et sans débris d'alimens.

Estomac, rouge partout à sa face interne par l'effet d'arborisation très-déliées, présente des replis muqueux nombreux et un enduit glutineux et rougeâtre.

Duodénum, d'un rouge obscur léger; *jéjunum* très-injecté; deux volvulus se présentent sur sa longueur. *Iléon* injecté avec quelques plaques folliculeuses, présente dans son tiers inférieur, dans l'étendue de trois pieds, une couleur rouge noire continue, avec arborisations fortement prononcées lorsqu'on examine l'intestin à contre jour. Cette couleur finit subitement à la valvule iléocœcale. Dans toute la partie de l'intestin qu'elle embrasse, il existe une multitude de follicules isolés grossis.

Cœcum, colon, rectum, remplis de fécès mous jaunâtres, présentant quelques plaques rouges.

Foie dans l'état naturel; bile cystique peu abondante et jaune foncée.

Pancréas sain; *Rate* petite et exsangue; *Reins* gorgés de sang; *vessie* resserrée et contenant quatre onces d'urine citrine, peu foncée en couleur; surface interne de l'organe non colorée.

Gland couvert de cinq à six ulcères grisâtres. Face interne du prépuce, envahie par un large ulcère grisâtre; le bout du pénis est rouge, livide et presque noir; découvert, le gland paraît violet; l'*urèthre*, à la fosse naviculaire, est également violet. Les *testicules* sont appliqués à l'anneau.

HUITIÈME OBSERVATION.

CHOLÉRA SPASMODIQUE.

23 ans; constitution faible; invasion lente; diarrhée négligée; vomissemens, selles, crampes; traitement antiphlogistique et révulsif; amélioration; rechute grave; traitement actif; guérison et convalescence rapides; cinq jours de maladie.

F.— caporal des ouvriers d'administration, employé à l'hôpital-militaire de Thionville, comme infirmier-major; faible; grêle; d'une constitution délicate; âgé d'environ 23 ans; à la suite de quelques travaux plus considérables que de coutume, fut pris d'une diarrhée qu'il ne traitait pas.

Tout-à-coup, *le 13 juin à 3 heures un quart du soir*, F.— est pris de vomissemens et de selles avec crampes. Il n'y a de douleur, ni à la tête, ni au thorax, ni au ventre. Des sangsues sont appliquées à l'épigastre; des sinapismes au bras et aux jambes sont placés; limonade citrique pour boisson.

Le 13 juin, à 8 heures et demie du soir: Visage naturel; langue blanche et plate; pouls naturel; moiteur; point de gêne stomacale ni abdominale; calme.

14 *juin au matin:* Faiblesse profonde; visage livide, plombé; yeux légèrement cerclés d'une zône bleuâtre; voix difficile, légèrement altérée; respiration libre, mais faible; pouls petit, mou, concentré; abdomen indolore; pas de vomissemens; deux selles jaunes et liquides; peau tiède; point de froid aux extrémités.

(*Prescription:* Diète; repos; chaleur entretenue; cataplasmes émolliens à l'épigastre, aux mollets et aux bras; sinapismes au dos de chaque pied; limonade citrique.)

14 *dans la journée:* Amélioration.

14 *au soir:* Mieux être plus prononcé; moindre lividité; soif moindre; pouls relevé.

15 *juin:* Moral excellent; visage coloré; peau naturelle; chaleur partout; langue blanche; voix naturelle; respiration libre et calme; pouls plein, fort, développé; abdomen indolore; urines faciles et naturelles; selles nulles.

(Mêmes boissons qu'hier — cataplasmes sur l'abdomen et aux mollets.)

16 *juin:* Même état amélioré; selles solides; faiblesse générale.

17 *juin et jours suivans:* Le progrès vers la santé est rapide, et malgré la faiblesse existante, au bout de peu de temps, F.— peut prendre des alimens et se livrer à ses occupations habituelles.

NEUVIÈME OBSERVATION.

CHOLÉRA GRAVE.

Coma; collapsus général; mort rapide, après deux jours de séjour à l'hôpital; autopsie constatant les altérations des cholériques..

O. — du 58e régiment de ligne, entré le 9 juin à l'hôpital militaire de Thionville, y est mort le 11 à 8 heures et demie du soir.

Pendant les derniers momens de sa vie, il a présenté les symptômes suivans: collapsus général; coma presque continuel; yeux fortement cerclés et ternes; conjonctive jaunâtre; respiration insensible; pouls petit et presque imperceptible; abdomen pâteux et indolore à la pression; froid des extrémités qui sont livides et abandonnées.

L'ouverture du cadavre faite le lendemain de la mort, a donné les résultats suivants:

Tête, et rachis non ouverts.

Col : pharynx et *larynx* sains ; trachée rougeâtre en arrière.

Thorax : poumons adhérens partout au thorax ; tissu gris et granuleux partout.

Péricarde contenant une once de sérosité lympide ; *cœur* naturel ; cavités droites et aorte remplies de caillots de sang. Les caillots sont au trois quarts jaunâtres, comme de la graisse très-tenace ; et dans l'autre quart noirs et diffluents.

Abdomen. Péritoine sain, sauf une adhérence cellulaire lâche de la face convexe du foie au diaphragme, et une autre adhérence du grand épiploon à la paroi antérieure de l'abdomen.

L'estomac est généralement rouge à sa surface interne, notamment aux courbures et aux orifices œsophagien et intestinal. La rougeur se montre sous l'apparence d'une arborisation très-fine. La membrane muqueuse ne fait pas de plis.

Le *Duodénum* est très-rouge et inégal par le développement de ses follicules. Le *jéjunum* est rose dans une grande étendue ; il présente trois volvulus d'un demi pouce à un pouce de long. Le bout supérieur de l'intestin est placé dans l'inférieur. *L'iléon* est très-rétréci, moulé, applati, enduit à l'intérieur d'une petite quantité de matières grises, demi fluides. Il présente vers son extrémité inférieure, sur la membrane muqueuse, des plaques rouges, sur le point de se convertir en ulcères ; La *valvule iléocœcale* et le *cœcum* sont remplis de longues ulcérations avec perte de substance. Le *colon* est parsemé de taches, comme d'anciennes ulcérations guéries, et débordées par la membrane muqueuse. La *flexure iliaque du colon* et le *rectum* sont chargés d'éminences rougeâtres qui donnent à sa membrane muqueuse un aspect très-inégal. Il existe dans ces organes, un développement prodigieux de follicules rougis.

L'*estomac* est rempli de matières jaunâtres. L'*intestin* est presque vide.

Le *foie* est jaunâtre et friable; la *vésicule biliaire* est remplie d'une assez grande quantité de bile noire et filante.

La *rate* est saine. *Deux rates* surnuméraires de la grosseur d'une noix chacune, ayant le même tissu que la précédente, sont placées à côté d'elle.

Les *reins* sont sains; la *vessie* est remplie d'urine claire, et ne présente rien à remarquer à sa surface intérieure.

Le *pancréas* est sain.

DIXIÈME OBSERVATION.

CHOLÉRA SPASMODIQUE

SUIVI D'AFFECTION LARYNGIENNE.

25 ans; constitution grêle; 13 jours à l'hôpital; symptômes cholériques; affection laryngienne recrudescente; emphysème du col; mort; nécropsie: altération des cholériques; ulcération profonde du larynx.

M.— du 58e régiment de ligne, âgé de 25 ans; grêle et de haute stature, entra le 1er juin à l'hôpital-militaire de Thionville, et y mourut le 13 juin 1832, après avoir offert dans le principe, tous les symptômes du choléra.

Trois jours avant sa mort, le 11 juin, il fut pris au bas du col, d'une gène qu'il n'avait pas accusée, du moins au même degré, les jours précédens. La pression du larynx était douloureuse; la déglutition difficile; celle des boissons qui s'était effectuée jusqu'alors, devenait impossible. Il y avait de l'insomnie, de l'agitation; le malade se levait à chaque instant; le pouls était petit, peu développé, peu accéléré; la chaleur générale était très-faible; les urines et les selles n'étaient point interrompues.

Douze sangsues furent appliquées au bas du col; puis un cataplasme au col et à l'épigastre.

Le 12 *juin*, la douleur persévérant, un vésicatoire fut placé à l'extrémité supérieure du sternum. La mobilité du col s'opposait à ce que l'exutoire fut mis sur cette partie.

Le 12 *au soir*, un emphysème se déclare au col qui grossit, et gagne les parties voisines; il y a de la crépitation; la pression développe de la douleur; la tête est renversée en arrière; agitation. Le malade qui, du reste, conserve toute son intelligence, se lève de son lit. On a beaucoup de peine à l'y retenir.

Des sinapismes sont appliqués aux bras et aux cuisses.

Mort à trois heures de l'après midi, le 13 juin 1832.

Nécropsie.

Extérieur : Très-légère lividité générale; tête renversée; machoires serrées; langue bleue, pincée entre les dents; cou gros; traces de sangsues appliquées ; abdomen légèrement gonflé.

Crâne : (Non ouvert faute d'instrument convenable.)

Langue bleuâtre, recouverte d'un enduit blanchâtre; sa base est parsemée, sur ses côtés et à son centre, de petites ulcérations milliaires, à bord bleuâtre, à fond noir; lesquelles ont tout au plus chacune l'étendue d'un grain de millet, intéressant toute la membrane muqueuse, comme si c'était des follicules ulcérés. Il existe, en outre, sur les côtés de la langue, de gros follicules muqueux, boursoufflés et bleuâtres.

Col. Pharynx sain ; *amygdales* noirâtres, et contrastant pour la couleur, avec les piliers du voile du palais; leur tissu est violacé, résistant et évidemment enflammé.

Larynx : La membrane muqueuse de l'épiglotte et des replis arythéno-épiglottiques est très-boursoufflée et blanche jaunâtre, rétrécissant évidemment l'ouverture supérieure du larynx. Les ventricules du larynx sont très-malades. Le gauche est rouge et enflammé. Le droit est le siége d'un ulcère large et profond, envahissant toute son étendue, et qui a perforé la membrane muqueuse, dénudé l'arythénoïde droit, et formé une cavité accidentelle entre le thyro-arythénoïdien droit et le thyroïde. La sonde introduite dans l'intervalle de ces deux organes, y parcourt sans obstacle un espace assez grand qui, sans nul doute, a permis l'infiltration de l'air dans le col, à chaque expiration, vu l'obstacle apporté à la sortie de l'air par l'ouverture supérieure du larynx.

Sur les côtés du col, entre le sterno-mastoïdien, le scapulo-hyoïdien et le larynx se voit une couche de pus grisâtre. Le col, de chaque côté, présente un emphysème prononcé.

L'*œsophage* est dans l'état sain.

Thorax. La *trachée-artère* et les *bronches* sont rouges dans toute leur longueur. La rougeur se présente sous forme d'arborisations très-fines.

Les *poumons* qui sont libres des deux côtés, surnagent, présentent un tissu rouge et sont engoués de sang.

Cœur gorgé de sang caillé très-noir, dans ses cavités droites et gauches, ainsi que dans l'aorte, les artères pulmonaires et les veines. On remarque des caillots fibrineux le long des artères crurales et des veines jugulaires.

Abdomen. *Péritoine* sain.

Estomac, à la face interne, partout pointillé de rouge. Le *duodénum* est dans le même état, ainsi que le *jéjunum*, qui est extrêmement coloré, et présente quelques matières liquides jaunâtres. L'*iléon*, moins coloré que les intestins précédens, finit par ne plus l'être du tout. Il se termine par des plaques folliculeuses très-larges.

Cœcum et *colon* parsemés de taches noirâtres et superficielles, et remplis de fécès moulés.

Foie sain ; bile jaune foncée ; *Rate* saine ; *capsules surrénales*, *reins* sains ; *vessie* épaissie, blanchâtre à sa surface interne et remplie d'urine.

ONZIÈME OBSERVATION.

CHOLÉRA GRAVE.

Diarrhée ; étourdissement ; vomissemens et selles répétées ; pouls imperceptible ; froid des extrémités ; congestion cérébrale et irritation gastro-intestinale simultanées ; trait. Antiphlogistique et révulsif ; guérison.

D.— du 3e régiment d'infanterie légère, remplissant les fonctions d'infirmier à l'hôpital-militaire de Thionville, était atteint d'une diarrhée depuis quatre jours, lorsque le 14 juin, avant la visite du matin, il eut un étourdissement qui l'empêcha de continuer son service. Il présentait alors les symptômes suivans : Douleur de tête; face livide ; traits tirés ; yeux excavés, sans expression ; lèvres décolorées, bleuâtres ; langue sèche, pointue, rouge sur les bords, blanche à son centre ; pouls dur, fréquent ; douleur à l'épigastre ; soif assez grande ; vomissemens d'un liquide verdâtre ; selles jaunes et fréquemment répétées ; pesanteur et lassitude dans les membres.

(*Prescription :* Diète ; eau de riz édulcorée ; douze sangsues à l'épigastre ; cataplasmes après leur chute ; cataplasmes sinapisés à chaque mollet, remplacés par des cataplasmes émolliens ; potion avec l'infusion de tilleul.)

Le 14, à 3 heures de l'après midi : Pesanteur de tête ; face livide ; langue large, humide, presque naturelle; soif vive; douleur à l'épigastre et à l'hypochondre droit; pouls petit, fréquent, presque imperceptible; froid des extrémités; selles et vomissemens comme le matin.

(Six sangsues à l'épigastre; six à l'hypochondre droit; cataplasmes sinapisés aux bras et aux mollets, remplacés comme précédemment, par des cataplasmes émolliens au bout de trois heures.)

15 *juin au matin:* Assoupissement; même expression de la face; langue naturelle; soif modérée; pouls plein, peu fréquent; vomissemens et selles moins fréquemment répétées; épigastre très-sensible et douloureux à la pression; chaleur générale.

(Eau de riz édulcorée; cataplasmes émolliens à l'épigastre et sur l'hypochondre droit; cataplasmes sinapisés aux bras et aux cuisses, remplacés au bout de deux heures. par des cataplasmes émolliens.)

15 *au soir:* Assoupissement; face tirée; langue naturelle; pouls très-petit; épigastre comme le matin; selles et vomissemens rares; froid des membres.

(Prescriptions du matin continuées. — Ventouse sèche à l'épigastre.)

16 *au matin:* Assoupissement; chaleur du front et des joues; langue très-naturelle; soif médiocre; selles moins nombreuses; froid des extrémités; épigastre douloureux; pouls petit et fréquent.

(Limonade gomm. potion avec infusion de tilleul; cataplasmes sinapisés aux mollets; cataplasmes émolliens à l'épigastre et à l'hypochondre.)

16 *au soir:* Somnolence; pesanteur de tête; langue naturelle; soif modérée; épigastre et hypochondre

droits douloureux; deux selles depuis le matin; point de vomissemens; pouls fréquent et élevé.

(Six sangsues à l'épigastre; six sangsues à l'hypochondre droit; renouvellement des sinapismes aux mollets et aux bras.

17; Assoupissement moindre; facies meilleur; langue normale; soif ordinaire; légère fréquence dans le pouls; disparition des douleurs de l'épigastre et de l'hypochondre droit; point de vomissemens; deux selles dans la journée.

(Limonade gomm. pot. avec infus. de tilleul.)

18: Le bien être se soutient; douleurs disparues; chaleur, pouls, langue naturels; une selle; plus d'assoupissement.

(Lait édulcoré, cent grammes. — Limonade gomm. pot. infus. de tilleul; catap. aux mollets et sur l'abd.; frictions générales avec le vinaigre aromatique.)

19: Même état. (Eau gomm. lactée; pot. avec inf. de till. catpl. abd. mollets; vésicatoires aux cuisses qui ne sont pas entretenus.)

20: Convalescence entière.

21: Les forces commencent à revenir. (Soupe et pruneaux; quart de vin; eau gomm. pot. gomm.)

Le 22, 23 *et jours suivans*, l'amélioration continue, et bientôt le malade, dont les alimens sont accrus, sort de l'hôpital totalement guéri.

DOUZIEME OBSERVATION.

CHOLÉRA ASPHIXIQUE.

Constitution grêle; 15 jours d'invasion; 26 heures de maladie. Convalescent; imprudence; ingestion de cérises vertes; fièvre; privation du pouls; mort. Nécropsie: Très-grande rétractilité musculaire; enduit visqueux du péritoine.

B.— du 4e régiment de lanciers, revenant de convalescence, était indisposé depuis quinze jours, et avait obtenu une exemption de service. Rencontré en mauvaise compagnie, son exemption lui fut retirée, et il fut consigné comme malade au quartier. Il eut la fièvre plusieurs jours; mais le 15 juin, il fut trouvé sans pouls et envoyé sur-le-champ à l'hôpital, où il arriva à onze heures et demie du soir.

16 *juin* 1832, *à six heures du matin:* B.— est maigre, grêle; a du dévoiement depuis quinze jours. Visage cyanosé aux ouvertures des muqueuses, savoir: autour des yeux, du nez, de la bouche et des oreilles; yeux ternes; visage (nez surtout) froid. Les dents s'écartent difficilement; la langue est plate, blanchâtre et sort à peine. Respiration insensible; pouls *nul, imperceptible*; épigastre douloureux; soif assez prononcée; dans la nuit, quatre selles muqueuses jaunâtres; urines nulles; extrémités livides, froides et flétries; prostration et abandon du corps à lui-même.

(*Prescription* : Douze sangsues à l'épigastre ; cataplasmes sinapisés aux bras et aux mollets ; limonade gommeuse ; potion avec l'infusion de feuilles d'oranger.)

16 *juin au soir*, nulle amélioration.

Mort, le 17 juin, à deux heures du matin.

Nécropsie, douze heures après la mort.

Extérieur : Yeux caves ; joues creuses ; tronc conservant un peu d'embonpoint.

Tête. Crâne non coloré à sa face interne ; meninges excessivement injectées. La partie des lobes du cerveau qui longe le sinus longitudinal supérieur, est hérissée de petites productions blanchâtres, granulées, flottantes, qu'on incline à droite et à gauche, et qu'on reconnaît s'être développées dans un repli de l'arachnoïde. La piemère est très-épaissie et très rouge partout. Elle se détache sans difficulté du tissu cérébral. Du côté du ver supérieur du cervelet, la piemère est d'un rouge noir, lie de vin ; cette couleur se continue dans la toile et les plexus choroïdes. La piemere, partout épaissie, peut être enlevée par plaques, qu'on peut examiner à contre jour, et qui paraissent traversées d'une innombrable quantité de vaisseaux anastomosés.

Cerveau, pas tout-à-fait aussi consistant qu'à l'ordinaire, et n'offrant absolument aucune altération. Le conarium contient sept ou huit concrétions ou pierres inégales et rugueuses, du volume d'un grain de millet, lesquelles sont plutôt accolées à l'organe, que réellement logées dans son épaisseur.

Le cervelet, le mésocéphale, le bulbe rachidien, sont sains. Environ trois onces de sérosité se voit à la base du crâne.

Thorax : Poumons adhérens de chaque côté sur plusieurs points ; crépitans, grisâtres, d'un tissu rougeâtre, remplis de sang en arrière. Cœur, de volume et de couleurs ordinaires ; ses cavités gauches sont remplies de sang noir, liquide ; ses cavités droites sont remplies de sang caillé, dont les caillots adhèrent aux parois du cœur.

Abdomen. Péritoine : Partageant la couleur des organes subjacents et enduit d'un fluide visqueux en très-petite quantité, lequel forme entre les anses intestinales arborisées qu'on écarte, des filamens très-longs. Les intestins grèles, touchés, paraissent gluans.

Estomac. Il présente une multitude de replis muqueux et une rougeur générale, résultant d'arborisations très-fines. Sa cavité est remplie des débris de cerises vertes, avec noyaux nombreux auxquels la chair verte du fruit est encore attachée.

Le *duodénum*, le *jéjunum* et l'*iléon*, offrent du pylore à la valvule iléo-cœcale une rougeur *continue* qui présente des nuances diverses. Le bord des valvules conniventes est plus coloré que leur intervalle ; une matière liquide, grisâtre, enduit partout le canal intestinal dont les vaisseaux sont très-injectés et se voyent au mésentère dans tout leur développement.

Le *cœcum*, le *colon* et le *rectum*, sont injectés, d'une coloration intérieure moindre que l'intestin grèle, et contiennent des matières jaunâtres liquides.

Foie brun ; bile cystique noire et très-filante.

Rate, petite et naturelle; *pancréas* naturel.

Reins sains; *vessie* vide, mais excessivement contractée et offrant toutes les apparences de l'utérus, à cause de l'épaisseur de ses parois, qui est de trois à quatre lignes, et de son volume, qui ressemble à celui d'une petite pomme. Sa membrane muqueuse forme une multitude de plis intérieurs et n'offre point de rougeurs.

Système musculaire: Le bras droit demi fléchi ayant été étendu, s'est spontanément remis à la flexion, aussitôt qu'il a été abandonné à lui-même. La première fois, ce mouvement de rétraction de l'avant-bras a été rapide; mais à la deuxième, il s'est effectué par secousses rapprochées comme celles d'une aiguille à minutes sur un cadran.

Du reste, le corps est raide partout.

TREIZIÈME OBSERVATION.

CHOLÉRA LÉGER.

23 ans; forte constitution; tempérament sanguin; un mois d'invasion; diarrhée; excès de boissons alkooliques; irritation abdominale; nausées; diarrhée; visage violacé; yeux cerclés; prostration; traitement antiphlogistique; guérison rapide.

N.— détenu, employé à l'hôpital-militaire de Thionville comme infirmier, âgé de 23 ans; d'une forte constitution; d'un tempérament sanguin, avait de la diarrhée depuis un mois, quand le 17 juin, il fit un excès de boissons alkooliques. Rentrant à l'hôpital à dix heures du soir, il fut mis à la salle de police, et congédié le lendemain matin.

Le 18 juin, à trois heures et demie; il rentre comme malade à l'hôpital. Il présente les symptômes suivans: Prostration; visage violacé; yeux abattus; moral découragé; tête lourde; langue plate, blanchâtre, sèche à son centre; respiration gênée; pouls concentré, peu développé, sans force, quoiqu'offrant de la plénitude; épigastre très-sensible, douloureux; depuis le 17, jour de son excès de boissons, il y a des envies de vomir; hypogastre plus douloureux que l'épigastre; il y a eu émission des urines et trois ou quatre selles; extrémités fraîches, sans que la peau soit ridée. Le malade veut être saigné.

(*Prescrip.*: Saignée de huit onces; dix sangsues à l'épigastre, dix à l'hypogastre; cataplasmes sur ces régions après la chute des sangsues; cataplasmes sinapisés aux mollets, remplacés deux heures aprés, par des cataplasmes émolliens. Limonade tartrique; potion gommeuse acidulée.)

Le sang de la saignée, vu le lendemain, présente très-peu de sérosité et un caillot, rouge à la surface; noir, fuligineux au centre.)

19 juin: Amélioration; yeux légèrement encavés, langue légèrement sèche à sa pointe; respiration facile; expectoration muqueuse; murmure trachéal dépendant d'un rhume léger; pouls plus développé, abdomen indolore; urines et selles; peau sèche; prostration subsistante.

(Limonade tartrique; cataplasmes aux mollets et sur l'abdomen; vésicatoires aux cuisses.)

20 *juin:* calme complet ; amélioration totale ; tous les symptômes graves disparaissent, et les jours suivans, il n'existe déjà plus de signes de maladies.

QUATORZIÈME OBSERVATION.

CHOLÉRA SPASMODIQUE CHEZ UNE DAME ENCEINTE.

25 ans ; un jour d'invasion ; bonne constitution ; tempérament sanguin; grossesse; indisposition; voyage; ingestion d'un peu de vin la nuit, suivie de vomissemens, de diarrhée et de crampes. Bientôt, altération de la face et de la voix ; agitation ; impatiences ; crampes très-douloureuses ; irritation gastro-intestinale vive ; traitement très-actif ; guérison.

Mme L.— âgée d'environ 23, d'une bonne constitution, d'un tempérament sanguin; gaie, joyeuse, et enceinte de quatre mois, était sujète, depuis le commencement de sa grossesse à des vomissemens dont elle ne tenait point compte, parce qu'elle en rapportait la cause à sa position.

Le 16 *juin* 1832, étant à Metz, au sein de sa famille, elle se trouvait indisposée. Mais son voyage projeté pour rejoindre son mari à Thionville, ne devant pas être retardé, elle partit.

Dans la nuit du 16 *au* 17 *juin*, toujours indisposée, elle but vers deux heures de la matinée, une goutte de vin. Aussitôt elle est prise de vomissemens bilieux et de diarrhée bilieuse avec crampes violentes

jambe, laquelle paraît être distincte de la crampe. Nulle boisson ne plait; la malade prend du thé et de la glace.

Nous proposons douze sangsues à l'hypogastre ; cataplasmes sinapisés aux mollets et aux bras, vésicatoires aux cuisses ; cataplasmes sur l'abdomen.

Le médecin avec lequel nous visitons la malade, n'accueille pas dans toute son étendue cette médication, parce que dans son esprit, la malade ne lui semble pas si en danger qu'elle nous le parait.

Par suite, les douze sangsues sont mises à l'épigastre, mais les sinapismes non plus que les vésicatoires ne sont pas appliqués.

19 *juin, à 8 heures du matin:* Agitation toute la nuit; pas un instant de repos; yeux plus caves; langue blanchâtre, sèche à sa pointe ; la malade veut absolument boire de la bière.... pouls petit, concentré, mou ; plus de douleur à l'épigastre où les piqûres des sangsues d'hier coulent encore ; toujours vive douleur à l'hypogastre par la pression; agitation continuelle ; impossibilité de trouver une bonne place.

Le médecin avec lequel nous voyons la malade, a été forcé de s'absenter; mais l'ayant vue avant son départ, et depuis lors se trouvant de notre avis, on applique des sinapismes aux bras et aux mollets ; des vésicatoires aux cuisses, (dont l'action ne doit se faire sentir que douze heures après) et dix à l'hypogastre.

Une amélioration d'abord, puis la guérison suivirent. Notre retour de Thionville à Metz, ne nous permit pas de suivre dans ses détails les progrès du bien être qui se manifestait, mais les parens de cette intéressante malade, nous ont appris son rétablissement parfait.

L'enfant dont elle est accouchée plus tard, n'a point vécu.

TROISIÈME SECTION.

CHOLÉRA ÉPIDÉMIQUE DE METZ.

Le premier cas de choléra spasmodique et épidémique qui s'est déclaré à Metz, a été observé chez le nommé *Gaspard*, pêcheur, demeurant rue de l'Arsenal maison n° 69. Cette maison connue sous le nom de *Crucifix*, avait été signalée par la commission sanitaire comme l'une des plus insalubres de la ville, tant à cause de sa vétusté et de son délabrement, qu'à cause de la stagnation des eaux pluviales qui la convertissaient véritablement en marais ainsi que nous en avons été témoin. Atteint le 29 avril au soir, Gaspard mourut le 1er mai 1832.

Son neveu, nommé *Vallières*, également logé, rue de l'Arsenal, n° 69, agé de 14 ans, maigre, chétif, suivit tristement le convoi de son père adoptif, et tomba malade dans la nuit qui suivit, c'est-à-dire, du 1er au 2 mai 1832, vers minuit. Il mourut le 2 mai à 2 heures et demie, après quartorze heures de souffrances et présenta l'affection cholérique au plus haut degré. L'observation de sa maladie se trouve consignée plus bas.

Le 3e cas de choléra mortel, fut constaté le 3 mai 1832, sur une femme de 61 ans, demeurant rue du Pontiffroy n° 41.

Enfin le 4e cas fut signalé chez une femme de 70 ans, demeurant aussi rue du Pontiffroy n° 41, et qui succomba le même jour que la précédente, c'est-à dire le 5 mai, quoiqu'elle eût été atteinte après elle.

A ces premiers cas de choléra constatés, qui furent tous suivis de mort, il faut joindre un cas de choléra observé le 3 mai, et dont la terminaison fut heureuse. Ce cas, dont le récit sommaire fut communiqué à l'intendance sanitaire de la Moselle, par l'obligeant intermédiaire et la sollicitude toute philanthropique de M. le docteur Moïzin, médecin en chef et premier professeur de l'hôpital militaire d'instruction de Metz, se trouve rapporté plus bas avec ses intéressans détails. (*Voyez l'observation n° 17, page* 75

Nous devons ajouter que dans les premiers jours de mai 1832 on conservait l'espoir de voir Metz faiblement atteint par l'épidémie. Les nombreuses dispositions qui avaient été prises pour la salubrité de la ville et la situation généralement agréable de la cité, pouvaient donner quelques assurances a cet égard. Mais l'étroitesse des rues de Metz, et la position de la ville sur une rivière, semblaient contrarier cette présomption favorable. Il n'est pas douteux que cette double circonstance n'ait pour beaucoup influé sur les désastres de l'épidémie que nous avons subie. Il suffit, pour en acquérir la certitude, de comparer à Metz, désolé par le choléra, la ville de Nancy, dans laquelle seulement quelques cas se sont montrés, quoiqu'à peine distante de dix lieues. Mais Nancy a de grandes, belles et larges rues; aucune rivière ne la traverse.

QUINZIÈME OBSERVATION.

CHOLÉRA SPASMODIQUE ET ALGIDE.

14 ans; constitution grêle et appauvrie; chagrin; alimens excitans; vomissemens et diarrhée; gastralgie intense; stupéfaction; sydération des forces; mort. Nécropsie: Altérations cholériques; forte ecchymose lombaire; volvulus; lombricoïdes.

Vallières, neveu et fils adoptif du sieur *Gaspard*, pêcheur, décédé par suite de choléra; âgé de 14 ans; maigre, grêle, chétif; demeurant chez son oncle, rue de l'Arsenal n° 69, dans la maison dite le *Crucifix*, habitation délabrée, prête à crouler, avec chambres petites, obscures, humides; suivit tristement le convoi de son oncle, le 1er mai 1832.

De retour, il prit un peu de café au lait; le soir il mangea pour un sol de fromage d'Italie, lequel avait été acheté chez un charcutier dans une rue voisine.

A minuit, il est réveillé par le besoin de vomir. Il vomit trois fois. Puis il va à la selle un même nombre de fois, sans qu'il y ait de spasmes, ni de convulsions prononcées pendant ces évacuations. Il souffre cependant beaucoup en vomissant. Pour aller à la selle, il se lève et s'assied sur le pot. Le trouble où se trouvent sa mère et sa tante, qui couchent dans la même chambre, et l'obscurité du lieu, ne permettent pas de savoir quelle est la couleur, ni la consistance des selles, ni s'il urine. Quand aux liquides qu'il vomit, ils sont considérés comme analogues à de l'eau. On ne prend pas garde si dans les liquides vomis se trouvent quelques uns des alimens pris la veille.

Le 2 mai 1832, à sept heures du matin; nous le trouvons à son logis, dans une petite chambre remplie de femmes, et sur un lit couvert d'un plumon. Il est dans l'état suivant: Décubitus sur le dos; corps comme abondonné sur le lit; maigreur générale très-grande; V.— répond aux questions qui lui sont adressées. Mais absorbé par son mal, il ne dit que peu de mots, et fait à peine quelques mouvemens. Cet état est comparable à un coma léger. Visage livide, tirant sur le violacé; front, nez, joues, menton froids; lèvres violacées et froides; langue couverte d'un enduit blanc, avec très-faible tendance à la coloration de sa pointe; elle est froide au toucher; ni soif, ni dégoût; yeux ternes; paupière supérieure abaissée et ne se relevant pas; yeux cerclés, surtout en bas où la dépression circulaire est profonde de chaque côté du nez; pupille ni dilatée, ni resserrée; immobile, et présentant une ligne de diamètre environ.

Au col, battement des carotides; la respiration est accélérée; le cœur précipite ses mouvemens, qui sont très-sensibles à gauche, au travers des parois décharnées du thorax. Nous comptons cent trente battemens par minute. Ce nombre est également constaté par un élève présent. L'épigastre est très-douloureux ; la pression augmente la douleur, et force le malade à s'agiter et à porter la main vers le creux de l'estomac. Du reste, l'abdomen n'est point tendu. Il est souple et indolore, partout ailleurs qu'à l'épigastre. Les parties génitales sont très-peu développées ; le testicule est resserré contre l'anneau. Les mains, les avant-bras et les bras sont froids et violacés ; le pouls radial, imperceptible des deux côtés.

Les membres inférieurs conservent une température supérieure à celle des membres supérieurs. Le tronc est chaud, mais cependant moins qu'à l'ordinaire.

(*Prescription:* Douze sangsues à l'épigastre ; cataplasmes émolliens sur cette région, après leur chute. Cataplasmes fortement sinapisés à chaque jambe et à chaque bras. Frictions avec vin aromatique sur toutes les parties du corps qui sont libres ; fomentations avec l'oxycrat sur le front. Sachets de sable chaud aux pieds, aux mains, aux côtés du corps ; boisson émolliente ; eau gommeuse.)

Cette prescription n'est que partiellement exécutée. Le malade est porté à huit heures du matin, à l'hôpital civil de Bonsecours, où son traitement est dirigé par M. le docteur Désoudin fils.

Peu d'heures après l'arrivée du malade : vomissemens ; selles liquides comme de l'eau, présentant des grumeaux blanchâtres, comme crêmeux ; soif très-vive. Vingt sangsues sont appliquées à l'épigastre; sinapismes aux jambes ; limonade ; glaçons présentés au malade. On essaie le bain de vapeur pour réchauffer le malade, mais il paraît incommodé par l'appareil. Puis, vingt-cinq nouvelles sangsues sont remises sur l'abdomen.

A dix heures du matin, une légère réaction ou amélioration a lieu.

A midi, il perd tout-à-fait connaissance, et ne parle plus à personne.

Décès à deux heures et demie, quatorze heures après l'invasion de la maladie.

Nécropsie, le 3 mai 1832, à huit heures et demie du matin, par M. le docteur Désoudin fils, en présence des médecins de la ville et des élèves de l'hôpital militaire d'instruction.

Extérieur: Corps grêle, livide, violacé en arrière; sombre partout ailleurs ; marques des deux sinapismes mis aux mollets disparues ; piqûres des sangsues du ventre très-apparentes.

Rachis. Muscles des gouttières vertébrales rouges lie de vin ou couleur rose de provins. La section des vaisseaux, des veines de cette région, donne lieu à l'issue d'un sang très-noir et très-liquide, qui innonde de tout côtés la division faite au cadavre.

Les muscles du tronc et des membres, partout ailleurs, sont d'un rouge cerise obscur, et de la consistance ordinaire.

Cordon rachidien. Enveloppes très-injectées d'un sang noir. L'arachnoïde spinale aux lombes, laisse échapper un peu de sérosité. Au col, celle du crâne s'échappe jaunâtre, aqueuse, très-liquide, à la quantité de trois onces. Le tissu de la moëlle est partout de consistance ordinaire; la coloration de la substance grise, fait qu'elle tranche de couleur avec la blanche.

Tête. Encéphale : meninges très-injectées.

Cerveau : Moins consistant que de coutume; s'affaisse sur lui-même; piemère très-injectée à sa surface d'un sang noir qui, même du côté gauche, forme une plaque rouge, en forme de véritable ecchymose. Coupés en divers sens, les lobes présentent la substance corticale couleur rose de provins, au lieu de la couleur cendrée ordinaire. La substance blanche est transpercée d'une innombrable quantité de vaisseaux contenant du sang noir et fluide, qui s'écoule des ouvertures faites en forme de gouttelettes.

Les diverses éminences des ventricules latéraux, le cervelet, le mésocéphale, le bulbe rachidien, rapidement examinés, ne paraissent rien présenter de particulier.

Col. Pharynx : La paroi postérieure de l'organe, présente des granulations blanchâtres qui se séparent et se distinguent du corps de la membrane muqueuse. Les amygdales sont développées.

Larynx, Trachée, bronches : Quelques taches rouges d'une faible coloration.

Thorax : Poumons, engoués de sang, mais en petite quantité. *Cœur :* Péricarde sain; ventricule droit rempli de sang noir, liquide, duquel se détachent des bulles d'acide carbonique. Ventricule gauche rempli de caillots fibrineux. Oreillettes bleuâtres.

Vaisseaux : L'aorte contient du sang liquide ; les carotides de longs caillots ; les crurales du sang liquide.

Abdomen. Péritoine, offrant son apparence ordinaire ; grand épiploon très-injecté. Sur l'intestin grêle, le péritoine présente une multitude de raies veineuses arborisées, rouges noirâtres, qui forment autour des anses intestinales, transversalement au canal, une prodigieuse quantité d'anneaux. Deux volvulus à la fin de l'iléon ; le 1er de trois pouces ; le 2e d'un pouce. Au niveau du 1er volvulus, la membrane muqueuse est intérieurement d'un rouge très-vif.

OEsophage, blanc.

Estomac, parsemé d'une innombrable quantité de follicules isolés et développés, disséminés partout, surtout au grand cul-de-sac. Vers le pylore où la membrane muqueuse présente des plaques rouges irrégulières très-évidentes, son tissu est consistant. Un liquide grisâtre pultacé remplit l'estomac.

Duodénum, *jéjunum* et *iléon* : Le 1er de ces intestins est vide de bile ; tous sont parsemés d'une prodigieuse quantité de follicules développés isolément ; vers la fin de l'iléon, il y a quelques plaques folliculeuses qui sont de deux à trois pouces, et qui (ainsi que cela se voit ordinairement), interrompent longitudinalement les valvules conniventes. Enfin, le jéjunum, le commencement et le milieu de l'iléon, sont parsemés de rougeurs continues, avec nuances plus ou moins foncées ; lesquelles sont ajoutées à l'état folliculaire général de la membrane muqueuse. Le mésentère contient à peine quelques ganglions. Tout l'intestin grêle, renferme une bouillie grisâtre et plusieurs lombricoïdes (quatre à cinq).

Gros intestin : Cœcum sain ; *colon :* Follicules isolés et plaques rouges très-peu étendues. *Rectum :* contient quelques matières fécales presque liquides.

Foie : présente quelques écussons à sa surface convexe, lesquels correspondent à une transformation solide et blanchâtre de son tissu, pénétrant irrégulièrement dans l'organe dont la substance est rougeâtre.

Vésicule biliaire ; remplie de bile jaune verdâtre.

Rate : petite, consistante, presque exsangue. *Pancréas* sain. *Reins*, gorgés de sang. *Vessie*, intérieurement pointillée de rouge, et vide ; fortement contractée.

SEIZIÈME OBSERVATION.

CHOLÉRA ALGIDE CHEZ UNE FEMME DE 61 ANS, ATTEINTE DE MÉTRITE CHRONIQUE.

Une femme de 61 ans, demeurant rue du Pontiffroy n° 41, fut atteinte du choléra le 3 mai 1832. Visitée d'abord par un officier de santé de la ville, elle fut ensuite portée à Bonsecours. Elle était alors dans l'état suivant : Décubitus sur le dos ; yeux fortement cerclés et ternes ; visage non violacé, mais livide. (Le corps était violet dans les premiers momens). Nez, joues et mentons froids ; langue blanchâtre ;

membres supérieurs froids et livides ; pouls radial imperceptible aux avant-bras ; jambes moins froides que les mains et avant-bras. Epigastre serré et douloureux ; respiration très-lente et comme insensible.

Des sangsues furent appliquées sur l'abdomen.

Des sinapismes aux extrémités.

Des morceaux de glace furent donnés à sucer et à avaler.

Malgré le traitement, dirigé par M. le docteur Désoudin fils, médecin de service à l'hôpital, et qui fut suivi d'une amélioration le 4 mai dans la matinée, la malade mourut le même jour, 4 mai, à 9 heures du soir.

La *nécropsie* eut lieu le 5 mai, à 9 heures du matin.

Le *cerveau*, le *cervelet*, le *mésocéphale*, la *moëlle épinière*, étaient fermes, intègres, mais très-injectées, ainsi que les meninges qui ne contenaient presque pas de sérosité.

Les *poumons* étaient faiblement congestionnés.

Le *cœur* contenait du sang noir dans le ventricule gauche ; du sang noir mêlé de quelques caillots dans l'oreillette et le ventricule droit. L'*aorte* contenait aussi du sang noir et liquide.

Le *pharynx* présentait des follicules muqueux grossis.

L'*estomac* offrait aussi un léger développement des follicules ainsi que des plaques rouges vers le cardia et le pylore.

Le *duodénum* présentait des follicules gros et plats, isolés ; le *jéjunum* et l'*iléon* des follicules isolés et sans plaques; et tout l'intestin grêle contenait des matières liquides jaunâtres.

Le *cæcum*, mais surtout le *colon*, offraient une rougeur continue très-prononcée et se trouvaient remplis de matières jaunâtres.

Le *Foie*; la *rate*, le *pancréas* n'offraient rien de particulier, si ce n'est la *vésicule biliaire* qui était distendue par une énorme quantité de bile noire.

Les *reins* et les *uretères* étaient dans l'état naturel. La vessie était contractée.

L'*utérus* présentait à sa surface interne, au niveau du corps et du col, une coloration écarlate qui s'étendait dans le tissu de l'organe, à deux lignes d'épaisseur dans tous les sens. Le col était bleuâtre vers son orifice. (La malade ne paraissait pas s'être plaint de la métrite chronique, dont nous observons les traces.) Les ovaires étaient sains.

Les *ganglions surrénaux* du trisplanchnique, très-gros, étaient d'un rouge bleuâtre, ainsi qu'un ganglion lombaire examiné.

Les *ganglions cervicaux* étaient grisâtres.

DIX-SEPTIÈME OBSERVATION.

CHOLÉRA-MORBUS SPASMODIQUE PRIS AU DÉBUT.

Invasion soudaine ; symptômes alarmans ; effroi ; *idée d'empoisonnement* ; douleurs lombo-abdominales convulsives ; erruption miliaire ; traitement au début ; guérison.

Une jeune dame ayant un garçon de trois à quatre ans ; de petite stature ; d'un embonpoint modéré ; habituellement peu colorée ; d'une bonne constitution ; d'un tempérament nerveux ; demeurant rue des Roches, fut prise de choléra le 3 mai 1832, à midi et quelques minutes.

La malade était habituellement bien menstruée. Ses régles étaient venues quinze jours avant l'invasion du mal, et s'étaient comportées comme à l'ordinaire. Mais depuis six semaines, elle souffrait de l'estomac. Quand elle marchait vîte elle était quelquefois obligée de s'arrêter. Depuis sa dernière menstruation, l'action de l'estomac était devenue plus difficile ; les alimens ne passaient que très-difficilement. Enfin, depuis deux ou trois jours, après avoir mangé des œufs, qui occasionnèrent des renvois désagréables, l'obstacle au passage des alimens fut tel, que la diète devint une nécessité. Il faut ajouter que la malade, depuis quelque temps, était plus occupée que de coutume ; et que son activité naturelle suffisait à peine pour ses nombreux travaux.

Le 3 *mai*, Madame M.— mange dès le matin, quelques alimens très-légers, et en très-petite quantité. A midi, elle prend un morceau de pain trempé dans du vin. Cinq minutes après, madame M.— est saisie tout-à-coup de picottemens analogues à ceux que produiraient des épingles enfoncées dans la chair; d'abord aux doigts, aux pieds, dans les membres, à l'estomac, puis à la tête. Mais dès que ces élancemens douloureux arrivent vers cette dernière partie, ils sont subitement remplacés par des éblouissemens, par un obscurcissement de la vue, qui forcent la malade à s'appuyer. Aussitôt que les picottemens commencent, la malade pour se soulager, jetait ses chaussures, ses bas, afin de poser le pied à nu sur le plancher. Une anxiété extrême se manifestait; une sueur froide et abondante se formait au creux de l'estomac seulement, laquelle s'accompagnait d'angoisses excessives, et d'un tel effroi, du sentiment d'un tel danger, que madame M.—, croyant être à son heure dernière, envoya précipitamment son garçon appeler la première personne qu'il rencontrerait. Ayant eu la force de se traîner au lit, la malade ne tarda pas à ressentir, au lieu des picotemens douloureux qu'elle avait eus dans l'abdomen, et notamment au creux de l'estomac, des douleurs particulières, mais excessives dans l'intérieur du ventre, avec des bouffées de feu partant de cette région et se dirigeant vers la tête. L'atrocité de ces douleurs était telle, que ne pouvant les expliquer par rien, la malade se fut crue *empoisonnée* si elle n'eût été chez elle. Les alimens qu'elle avait pris, étaient ceux dont fesait usage son mari, qui se portait très bien.

Le pain dont elle avait mangé, et qui nous fut présenté. était blanc, bien levé, avec croûte jaunâtre. Rien ne pouvait faire rapporter aux alimens les graves accidens qui venaient d'éclater.

Cependant la douleur abdominale ne tarda pas à se propager aux lombes; et il parut alors que c'était de cette région que la douleur partait, pour gagner ensuite l'abdomen en occasionnant un sentiment de constriction excessif, et tellement douloureux, que la malade, en proie aux plus vives souffrances, se courbait en avant, se penchait violemment de côté, quelquefois se renversait, s'abandonnant dans ces momens à toute l'énergie de sa douleur qui absorbait tous ses sens, laissant aller la tête à son propre poids, comme si elle eût été privée de vie.

Ce fut dans ce moment que nous arrivâmes. La malade était dans son lit, couchée sur le dos, forcée de se lever de temps à autre, par la douleur abdominale et lombaire. Son visage était généralement violet; les lèvres bleues; le thorax d'un violet foncé, ainsi que l'abdomen et les jambes. Le front, les joues, le nez et les lèvres frais; les yeux très-colorés, et toutefois d'un regard naturel, quoiqu'abattus; point de céphalalgie; tête vaine; langue blanchâtre, fauve; très-faible tendance à la sécheresse dans son centre; respiration entrecoupée et comme couvulsive; pouls lent, très-faible, petit et mou aux poignets; bras et jambes chauds ainsi que le tronc. Epigastre sensible, gêné par la moindre pression, ainsi que l'ombilic. Depuis quelques instans, la douleur abdominale paraît se concentrer sur l'hypogastre et sur les lombes.

La malade vient d'aller sur le pot pour la seconde fois; elle a rendu des matières fécales solides en assez grande quantité, avec des douleurs extrêmes. Le besoin d'aller à la selle se reproduit à chaque instant; et, chose singulière, il semble à la malade que les douleurs auxquelles elle est en proie, sont absolument pareilles à celles de l'accouchement, et qu'elles siègent à la même partie. Cependant toute idée de grossesse est détruite à l'instant par le sentiment intime de sa position, qui éloigne cette étrange ressemblance de phénomènes.

(*Prescription:* Vingt sangsues sont appliquées sur-le-champ à l'hypogastre. Pendant leur piqûre, la malade se sent soulagée. Un large cataplasme chaud et émollient est appliqué sur toute la région épigastrique; un large cataplasme *fortement sinapisé* est placé sur chaque mollet; de l'eau de riz édulcorée avec le sirop de gomme, est administrée pour boisson; cette tisanne passe bien; son goût plaît à la malade. Des briques chaudes sont placées aux pieds qui se refroidissaient. La tête, découverte en partie, en partie couverte d'un léger bonnet, est enveloppée d'un mouchoir épais; une camisole de laine est passée autour du corps; des bas de laine sont mis; une flanelle chaude recouvre l'abdomen et les objets qui reposent sur cette région. Aussitôt après la chute des sangsues de l'hypogastre, un lavement d'eau de guimauve auquel on ajoute vingt gouttes de laudanum liquide, et de l'amidon est administré.

Pendant cette médication, la malade, qui accusait un instant avant, des chaleurs qui lui montaient à la gorge et au front, et signalait elle-même la rougeur qui devait les accompagner ; la malade, dis-je, se remettait de son trouble et de son anxiété cruelle. On reconnaissait une diminution manifeste dans la rougeur violette du visage et de la poitrine.

A deux heures de l'après midi (une heure et demie après notre arrivée), la malade se sentait beaucoup mieux ; les coliques étaient disparues ; la douleur lombaire était moindre. A l'agitation avait succédé le calme ; et même la gaieté avait remplacé l'effroi. La malade demandait à notre retour, si c'était le *choléra* qui venait de la frapper, ajoutant qu'elle ne le craignait pas. La prudence conseillait de ne pas prononcer ce mot, alors devenu pour le plus grand nombre, un signal de désespoir. Nous répondîmes que c'était une *attaque nerveuse et sanguine*. Déjà vers deux heures, le picottement des cataplasmes sinapisés se faisait sentir.

A quatre heures de l'après midi : Physionomie toute naturelle et gaie ; le visage, de violet qu'il était à deux heures, et surtout à midi et demi, est devenu blanc avec très-légère couleur rose aux pommettes. Le regard est animé et brille de satisfaction. Peau du corps et des membres blanche et naturelle. Toutes les douleurs sont disparues. La malade n'accuse plus que les picotemens des sinapismes qu'elle voulait ôter, mais que son mari est parvenu à lui faire garder. Elle boit sans difficulté l'eau de riz gommée. Elle a chaud partout ; les bas de laine la piquent ; il est convenu qu'elle pourra les ôter, mais qu'elle gardera les briques chaudes. Elle n'a pas uriné depuis l'accident. La langue est naturelle; le pouls s'est relevé; il est légèrement accéléré et présente un peu de vivacité, du reste, point de dureté; mais une plénitude légère.

La prescription ci-dessus est continuée.

A six heures moins un quart, on nous appelle. Madame M.—, nous dit-on, est retombée. Nous accourons: ce n'est point une rechute; il ne s'agit que d'une faiblesse survenue par suite de l'écoulement du sang par les piqûres des sangsues. Le sang qui s'écoule, est noir, très-fluide, non coagulé; le visage est pâle; yeux légèrement cerclés; langue toujours fauve et plate; pouls accéléré, régulier, peu développé. On arrête assez facilement le sang avec de l'amadou, et sans employer la poudre d'alun que nous avions conseillée en cas que l'agaric ne pût suffire.

Neuf heures et demie: Une seconde faiblesse est survenue après la première, celle qui a eu lieu à cinq heures trois quart. Mais depuis le sang s'étant arrêté tout-à-fait, la chaleur est devenue de plus en plus prononcée. Un peu de pesanteur de tête s'est montrée; le visage qui était pâle à six heures, est maintenant généralement coloré; le pouls est développé et un peu accéléré. Il y a de la gêne à l'épigastre, surtout lors d'une inspiration tant soit peu étendue. Le plumon et les couvertures paraissent trop échauffer; on couvre la malade plus légèrement.

Rien n'est changé aux prescriptions.

4 mai, à 8 heures du matin: La soirée s'est passée dans l'insomnie, jusqu'à minuit. Depuis lors, sommeil léger. Ce matin, pesanteur de tête plus forte que celle d'hier; visage rouge violet, ainsi que l col, la nuque, le thorax, le dos, le ventre et les membres. Mais cette coloration est moins prononcée que celle de la veille. La peau reste chaude au visage et ailleurs. Une erruption de très-petits boutons tout rouges, extrêmement rapprochés, causant une assez vive démangeaison, se remarque à la nuque, aux lombes et au sacrum. Ces petits boutons, que le doigt appliqué sur la peau, reconnaît aux inégalités qu'elle présente, forment une rougeur continue, qui n'offre pas, comme dans la scarlatine, plus d'intensité aux aisselles, aux aines, et aux autres parties habituellement humides des tégumens. Cette rougeur n'est pas accompagnée d'angine, comme dans la scarlatine; d'ailleurs elle tire sur le violet.

La langue est rouge à sa pointe et à ses bords; sa surface est blanchâtre. Il y a soif modérée, gène, pesanteur un peu au-dessus de l'épigastre; oppression quand la malade veut respirer; cependant il n'y a point de toux, et quand la respiration s'effectue, elle est complète. L'abdomen est souple, indolore. Point de selles depuis hier à midi; les urines rendues sont rouges, foncées, et en petite quantité. Le pouls est développé, accéléré et avec une certaine vivacité. La malade donne de nouveaux signes d'effroi.

(*Prescription:* Quinze sangsues à l'épigastre, un peu au-dessus de l'appendice xiphoïde; cataplasme sur tout l'abdomen; cataplasmes sinapisés aux mollets; fomentations avec l'oxycrat au front. Mêmes boissons que la veille.

4 *mai à midi:* Amélioration; la pesanteur de tête

diminue; l'estomac n'est presque plus sensible; pouls accéléré, développé, présentant peu de vivacité. Les boutons de la nuque, des lombes, de la partie interne du bras droit ne causent plus de démangeaison. La rougeur du visage est bornée aux pommettes.

4 mai à six heures du soir: Tête tout-à-fait libre, si ce n'est qu'elle est, ce qu'on appelle, *légèrement vaine*; visage naturel, très-faiblement coloré; langue naturelle; rougeur des bords et de la pointe nulle; gorge libre; déglutition toujours facile; respiration complète et nullement douloureuse; pouls accéléré, régulier, sans vivacité, mais un peu développé; abdomen souple et indolore. (Cataplasme émollient à l'épigastre.)

5 mai au matin: Nuit excellente; douleur de tête totalement dissipée; esprit libre; visage naturel, très-légèrement coloré aux pommettes; langue fauve, naturelle, point de rougeur à ses bords et pointe; gorge toujours parfaitement libre; point de soif; respiration tout-à-fait libre; pouls régulier, naturel, sans vivacité ni accélération; épigastre, abdomen indolores; point de selles depuis avant hier. L'éruption miliaire du col, des bras, des lombes est totalement disparue. La peau a repris partout sa couleur blanche naturelle. Urines faciles, abondantes, non chargées.

(Demi lavement avec l'eau de guimauve. Eau de riz avec le sirop de gomme pour boisson. Cataplasmes émolliens à l'épigastre et aux mollets; plus de fomentations au front.)

La malade voudrait se lever; nous nous y oppo sons; elle gardera le lit toute la journée : du reste, elle est gaie et contente.

Le soir, madame M.— se plaint de douleur dans les bras. Ces douleurs se portent aux épaules et au col.

6 *mai au matin :* Douleurs des membres totalement dissipées; nuit bonne; fatigue d'être au lit; yeux légèrement cerclés vers la paupière inférieure; bouche douceâtre, pâteuse; langue couverte d'un léger enduit blanc jaunâtre; pouls naturel.

La malade se lève; ne quitte point sa chambre; substitue à sa boisson qui la dégoûte, de la limonade; prend une demie tasse de café au lait très-léger; et cesse les cataplasmes.

A compter de ce jour, madame M.— entre en convalescence, et après quelque temps de faiblesse et de ménagement, recouvre toute sa santé.

Rien n'a depuis altéré cet état. Aujourd'hui (11 juillet 1833.) Elle jouit d'une parfaite santé.

DIX-HUITIÈME OBSERVATION.

CHOLÉRA SUIVI DE PLEUROPNEUMONIE.

1 ans ; cantinière ; forte constitution ; tempérament lymphatico-sanguin ; ingestion d'eau froide ; suppression des menstrues ; vomissemens ; diarrhée ; douleur très-vive aux genoux ; point de côté ; stries sanguines dans les crachats ; prompte guérison.

Catherine D.— âgée de 21 ans ; d'une forte constitution, d'un tempérament lymphatico-sanguin, cantinière au 2e régiment du génie, s'était toujours bien portée. Ses règles duraient ordinairement huit jours. Catherine D.— les avait depuis six jours, lorsque le dimanche, 29 avril 1832, étant à la revue du régiment, sur l'esplanade, et ayant très-soif, but vers deux heures et demie de l'après midi, un grand verre d'eau froide.

Quelques instans après, elle fut prise d'envie de vomir ; puis de vomissemens qui se répétèrent avec violence, quinze ou vingt fois, et durèrent ensuite le reste de la journée. Ils donnèrent issue à des eaux verdâtres, et furent bientôt suivis de dévoiement. Les selles, au nombre de quatre ou cinq, sans coliques, donnèrent issue à des eaux jaunâtres, sans grumeaux. L'estomac devint douloureux ; la nuit fut agitée ; le sommeil difficile ; une chaleur générale s'était manifestée dans la soirée et continua les jours suivans.

Les lundi (30 *avril*) et mardi (1er *mai*), continuation des vomissemens, lesquels ont lieu chaque fois que la malade veut ingérer la moindre quantité de boisson ou d'un liquide quelconque; et cependant soif très-vive, soif extrême; la malade appète de l'eau froide; mais sa garde ne lui donne que de l'eau gommeuse, que la malade trouve trop douce. Des selles en petit nombre reparaissent le soir du lundi et du mardi. Ce dernier jour au soir, les menstrues, qui s'étaient arrêtées le 29 avril, reparaissent aussi pendant un instant très-court, et cessent bientôt après.

Ces deux jours, 30 avril et 1er mai, il survint également des douleurs, extrêmement vives et fortes dans chaque genou. Ces douleurs n'empèchent pas les mouvemens des jambes, et ne se propagent point aux mollets. Elles ne tardent pas à être comme remplacées, le mardi, 1er mai, par une douleur en dedans du sein droit, qui devient de plus en plus aiguë, empêche de respirer, s'accompagne de toux, d'abord sèche, saccadée; puis avec expectoration de mucosités teintes d'un peu de sang rouge. Des liquides vomis par la malade, ne présentent point de coloration sanguine.

2 *mai* 1832, *à neuf heures du matin:* La nuit du 1er au 2 mai, s'est passée dans l'inquiétude et l'agitation, état qui persévère; la malade se tourmente; couchée d'abord sur le dos, elle se lève, puis se recouche, et se trouve livrée à l'impatience. Visage coloré et généralement chaud; tête généralement pesante; yeux naturels; ouie bonne; pommettes rouges

et peu saillantes; lèvres rosées; langue recouverte d'un enduit blanchâtre à sa surface; bords et pointe rougeâtres; soif très-vive; déglutition facile. La malade a pris le matin un verre de lait qu'elle a vomi caillé et grumelé avec un liquide analogue au petit lait; le même résultat accompagne l'eau gommeuse qu'on lui présente et qu'elle trouve trop douce. Respiration accélérée et accompagnée d'une toux saccadée et sèche qui revient à tout moment et fatigue beaucoup; vive douleur en dedans du sein droit, laquelle augmente à chaque effort inspiratoire; pouls accéléré, régulier, plein, sans vivacité; épigastre sensible à la pression; reste de l'abdomen souple, indolore; point de douleurs aux lombes; urines rendues; tronc et membres chauds; sentiment de chaleur aux pieds.

(*Prescription:* Diète absolue; repos au lit; saignée de douze onces au bras droit (laquelle donne une issue facile à du sang noir); douze sangsues au point du thorax qui est douloureux; cataplasmes à l'épigastre; fomentation au front avec l'oxicrat; cataplasmes sinapisés aux mollets à lever à midi; limonade gommeuse tartrique.)

2 *mai, à quatre heures du soir:* Les cataplasmes sinapisés n'ont pu être gardés qu'un quart d'heure. La pesanteur de tête est diminuée; le point de côté est encore très-douloureux quand la malade respire, malgré l'écoulement abondant du sang des piqûres de sangsues; le cataplasme mis sur le sein droit, diminue la douleur; mais sa vivacité nous engage à appliquer une ventouse sur la région souffrante, laquelle y reste demie heure et doit être remplacée par le cataplasme.

La limonade tartrique, même prise en petite quan-ité, excite des vomissemens. La malade revient à 'eau gommeuse, qui ne provoque pas de nausées levant nous, et qu'elle trouve cependant trop douce.

Il y a toujours de l'agitation; la malade se dé-couvre souvent; visage toujours coloré; pouls de 110 pulsations par minutes; facile émission des urines; point de selles.

3 *mai au matin:* Décubitus sur le dos; tête assez libre; visage coloré; la coloration prédomine aux pommettes; très-léger cercle aux paupières infé-rieures; langue humide, et rouge à ses bords et à sa pointe; soif moins vive; envies de vomir presque lissipées; point très-douloureux en dehors du sein droit, lequel s'étend du côté de l'aisselle. Epigastre peu sensible; reste de l'abdomen indolore; urines faciles, sans chaleur; hier soir, selle liquide jau-nâtre; peau un peu moite; toujours un peu d'a-gitation.

(*Prescription:* Douze sangsues en dehors du sein lroit; cataplasmes à l'épigastre et aux jambes; (ces lerniers quoique prescrits ne sont pas appliqués non plus que les sangsues. D'après un conseil étran-ger, celles-ci sont remplacées par un cataplasme de on et de vinaigre.)

3 *mai au soir:* Visage toujours coloré; yeux abattus; èvres colorées; langue rouge à ses bords et pointe; plus de nausées; déglutition des boissons facile; la douleur du côté, qui s'est affaiblie, semble quel-fois vouloir revenir; décubitus du côté gauche préféré; urines faciles; toujours agitation légère; la malade

se découvre souvent. (*Prescrip.* : Dix nouvelles sangsues en dehors du sein droit; dix à l'épigastre; mêmes boissons; cataplasmes sur l'abdomen et aux jambes.

A partir de ce moment, nous sommes forcés de cesser nos visites à la malade, que nous rencontrons *le 13 mai suivant*, sur une promenade publique, rétablie et joyeuse.

DIX-NEUVIÈME OBSERVATION.

CHOLÉRA SPASMODIQUE ET ALGIDE.

48 ans; fort; maigre; grande taille; yeux bleus; cheveux chatains; huit jours d'invasion; deux jours de maladie.

Diarrhée; vomissemens; crampes; prostration profonde; céphalalgie sus orbitaire; épigastralgie; voix palatale; pouls filiforme; réaction légère; disparition du cercle violet des yeux; retour de la voix laryngienne. Rechute; vomissemens nouveaux; diarrhée; crampes; irritation pylorique persévérante; mort.

G.— ouvrier en laine, marié, sans enfans, demeurant rue du Therme n° 9, âgé de 48 ans; fort; bien constitué; ayant peu d'embonpoint; habituellement gai, avait la diarrhée depuis huit jours, lorsqu'il fut pris à minuit, du 28 au 29 mai 1832, de vomissemens et d'un redoublement de diarrhée.

Il avait l'habitude de boire le matin pour un sol d'eau-de-vie, avant de commencer sa journée.

Un médecin qui vint le visiter, dans la matinée du 29 mai, considéra la maladie de G.— comme une indigestion, et ne conseilla rien de particulier.

Le 29 mai, à deux heures de l'après midi : A notre première visite, G.— est dans l'état suivant: Décubitus sur le dos; prostration profonde; mutité presque complète; le malade ne répond pas d'abord; puis il se tourne et répond par signes plutôt que par paroles; celles-ci sont soufflées; yeux profondément cerclés; cercle noir violet; yeux encore brillans; pupille resserrée et se contractant sous l'influence d'une lumière plus vive; joues creuses; nez, joues, menton frais. Langue d'un blanc bleuâtre et fraiche; ramassée; le malade la sort sans difficulté quoique lentement; tintement d'oreilles depuis le matin. Céphalalgie sus orbitaire très-prononcée. Le malade porte la main sur le front quand on lui demande où il souffre. Il nie à deux reprises souffrir ailleurs qu'au seul endroit où il a porté la main. Visage légèrement plombé.

Mille difficultés d'avaler; soif; gêne intérieure vers la fourchette du sternum; respiration faible, peu accélérée; poitrine parfaitement sonore à droite et à gauche; battemens du cœur peu apercevables; pouls radial très-apparent mais petit, accéléré, mou, sans vivacité, peu développé; veines parfaitement dessinées aux membres supérieurs. Epigastre très-douloureux; hypogastre indolore; picotemens aux hypochondres; abdomen resserré et mou. Les vomissemens qui ont été fréquens le matin sont rares depuis; à une heure il y a eu un nouveau vomissement ; la matière vomie a été conservée ; elle est aqueuse, parsemée de flocons albumineux, irréguliers, filamenteux ; une selle a eu lieu également avant le vomissement ; la matière rendue est aqueuse, parsemée de petits grumeaux racoquillés, comme du riz ou des portions d'albumine. Les urines sont supprimées ; les draps du lit sont tachés de bile jaune qui parait avoir été vomie la nuit. Des crampes aux mollets se sont montrées la nuit et le matin. Elles se reproduisent de temps à autre. L'extrême douleur qui les accompagne oblige le malade à s'incliner de côté et à faire des mouvemens pour se distraire, pour s'arracher à sa souffrance. Les crampes qu'il a en notre présence ne lui font pousser aucun cri, quoiqu'elles paraissent très-douloureuses.

Les pieds, les jambes, les mains, les avant bras et les bras sont froids. Le corps n'offre qu'une chaleur faible.

Prescriptions. Avant notre arrivée, cataplasme à l'épigastre ; infusion de camomille ; frictions avec alkool camphré sur le corps. Nous ordonnons et nous appliquons vingt sangsues à l'épigastre, lieu douloureux ; eau de riz gommée, tiède ; cataplasmes sinapisés aux mollets et aux bras ; fomentations avec le vinaigre sur le front ; frictions vinaigrées sur tout le corps.

Les sangsues prennent presque toutes, leurs piqûres donnent long-temps.

L'état de dénuement où se trouvait le malade et sa femme, aurait reclamé son envoi à l'hôpital civil. Mais ces deux époux s'étaient mutuellement jurés de n'y point aller, persuadés qu'ils y mourraient.

29 *mai à 6 heures du soir :* Point d'urines ; pouls toujours petit, peu développé ; céphalalgie sus orbitaire et douleur épigastrique un peu diminuée. La boisson passe difficilement ; elle est remplacée par du thé sucré chaud, pris par cuillerées de quart d'heure en quart d'heure. Vésicatoire entre les deux épaules ; flanelles chaudes au dos ; frictions avec le vinaigre.

Aussitôt après notre départ, le malade fait de vains efforts pour aller à la selle et pour uriner. Les envies de vomir ont cessé.

29 *mai à 9 heures du soir :* Le malade a changé de place ; il a voulu avoir la tête où étaient ses pieds ; depuis six heures du soir, il ne peut garder longtemps la même position ; il éprouve de la douleur dans les membres. Les spasmes des mollets sont très-douloureux et se reproduisent de temps à autre. La pointe des pieds est fortement baissée comme par le résultat d'une forte contraction des bifémoro et tibio-calcaniens. Les yeux conservent du brillant ; la pupille est toujours à moitié resserrée ; cercle noir violet profond toujours subsistant ; nez moins froid, ainsi que les joues et le menton ; langue tiède, de froide qu'elle était le matin ; la voix n'est plus seulement soufflée ; elle est plus distincte, plus forte ; pouls plus développé, ayant acquis une certaine force, et résistant un peu à la pression. Des deux côtés le battement de la radiale est également développé. La boisson est prise avec plaisir ; mais il sent qu'elle ne passe pas. Une piqûre de sangsue donne encore ; il y a désir d'uriner ; mains tièdes ; les bras frictionnés par le vinaigre ne sont plus si

frais ; mais le malade les découvre à chaque instant ; il veut être patient et ne le peut.

Prescription : Cataplasmes émolliens sur l'abdomen et autour des bras, d'où le malade les a détachés ; les sinapismes des mollets qui brûlaient ont été ôtés ; ils sont remplacés par des cataplasmes émolliens.

L'amélioration présentée vers la fin de la journée est trop peu décidée pour qu'on puisse compter sur elle.

30 *mai à quatre heures trois quarts du matin :* Insomnie ou assoupissement léger pendant la nuit ; désir d'uriner qui ne peut être satisfait ; deux fois les crampes sont revenues durant la nuit ; face deplombée, devenue blanchâtre ; cercle violet noir des yeux, disparu ; la paupière inférieure très-excavée, est blanchâtre ; yeux conservant leur brillant ; langue tiède et enduite d'une couche blanchâtre ; nez très-légèrement frais ainsi que les joues et le menton ; soif moins prononcée ; céphalalgie sus orbitaire encore moindre qu'elle n'était ; point de douleur en arrière de la tête. Le pouls est de nouveau redevenu petit, filiforme, concentré, presque pas accéléré, et mou. Epigastre moins douloureux ; mais douleur très-vive, qui augmente par la pression, au niveau de la face concave du foie, du pylore et du duodénum. Pieds tendus ; leur pointe fortement abaissée ; membres conservant leur chaleur.

En examinant la matière d'un vomissement qui a eu lieu à minuit, nous sommes surpris de trouver à la surface du liquide aqueux des goutelettes huileuses comme unies à des grumeaux légers. La femme voyant notre étonnement, nous apprend qu'elle a donné dans la nuit, à son mari, un mélange d'infusion de thé sucré et d'huile. Ce prétendu remède, dont elle nous avait parlé, a été donné malgré notre opposition formelle. Cette mixture intempestive et dégoutante avait bien certainement excité le vomissement des liquides et sans doute provoqué l'irritation pylorique qui venait de se manifester.

(*Prescription :* Quinze sangsues sur l'hypochondre droit ; cataplasmes émolliens après leur chute ; cataplasmes aux bras et aux mollets ; frictions vinaigrées ; fomentations vinaigrées au front ; thé tiède comme à l'ordinaire ; nécessité de couvrir le malade qui sort ses bras du lit.

30 *mai à midi :* Depuis ce matin G. — vomit chaque fois qu'il prend de sa boisson, et il boit souvent à cause de l'altération existante. Les liquides vomis sont chargés de très-petits flocons d'un blanc très-faiblement jaunâtre. Il y a eu une seule selle qui a donné issue à une très-petite quantité de matière fécale brunâtre. L'accablement existant en ce moment est plus grand que ce matin ; mais il y a moins d'agitation ; la tête est plus tranquille. Le cercle violet noirâtre des yeux est reparu ! Les yeux sont moins brillans ; les paupières presque fermées ; le nez, les joues, le menton frais ; langue tiède ; soif ; le malade boit devant nous du thé à la température ordinaire ; pour boire, il se lève et s'appuye sur son coude gauche ; il prend le vase de la main droite comme une personne qui conserve toute sa raison. Il répond aux questions que nous lui adressons ; ses paroles

sont soufflées; la voix est redevenue palatale et a cessé d'être laryngienne. Il ouvre à peine les yeux. La céphalalgie est disparue. Il n'en accuse plus. Après avoir bu, il est calme et ne vomit pas. Il dit que ce qu'il boit s'arrête au creux de l'estomac et ne peut pas passer. La douleur de l'hypocondre droit est disparue; celle de l'épigastre paraît faible; la poitrine ne paraît pas gênée; le pouls est plus petit que ce matin, et se distingue parfaitement à chacun des avant-bras, avec cette différence, que du côté droit, il est moindre que du côté gauche. Les urines ne sont pas revenues. Il ne sent ni besoin d'uriner, ni besoin d'aller à la selle. Les mains, avant-bras et bras, sont tièdes ainsi que les pieds, le corps conserve sa chaleur; des crampes ont eu lieu depuis ce matin.

(Pansement du vésicatoire du dos, qui a très-bien pris. Cataplasme émollient à l'épigastre, aux mollets et aux bras. Fomentations avec l'oxycrat au front; thé, à la température de l'appartement.)

30 *mai à 6 heures du soir:* Teint plombé de la face; yeux affaissés; pupille resserrée; obstacle au passage des boissons; parole laryngienne, claire, distincte; pouls concentré, filiforme, ni lent, ni accéléré; plutôt lent; quelquefois difficile à sentir. Douleur profonde à l'épigastre; plus de crampes; mains et bras froids.)

(Morceaux de glace dans la bouche; cataplasmes sinapisés aux mollets; potion à prendre par cuillerée tous les quarts d'heures :

Laudanum de Rousseau, cinq gouttes.

Sirop de fleurs d'oranger, une once.

Infusum de tilleul, trois onces.

30 *mai, à neuf heures du soir:* même accablement, même cercle oculaire; plus de vomissemens; même obstacle épigastrique; efforts impuissans pour uriner; deux selles d'un liquide infect, couleur café au lait.

31 *mai, à cinq heures trois quart du matin:* Insomnie jusqu'à 2 heures du matin; à deux heures, sommeil très-léger pendant quelques heures. Il y a eu quatre selles; point d'urines; matières vomies, couleur café au lait; plus de céphalalgie; visage plombé; front chaud; nez froid; joues et menton frais; yeux moins brillans; cercle oculaire plombé et livide; pupilles resserrées et contractées par une lumière plus vive; langue blanchâtre et tiède; soif moins prononcée; faiblesse très-grande; le malade se retourne cependant encore de temps à autre dans son lit; mais quand on lui demande de changer de position, il ne s'y décide qu'à grand peine; il entend très-bien; répond parfois avec la voix laryngienne; plus souvent sa parole est palatale, soufflée; La respiration est lente et insensible; pouls imperceptible à l'avant-bras gauche; extrêmement petit, ondulatoire, presqu'insensible, à choc très-faible à la radiale droite; mains et avant-bras droits et gauches frais ou même froids; ventre toujours rétracté, indolore à l'hypogastre, à l'ombilic et aux côtés; mais présentant un point sensible et douloureux avec ou sans pression, au niveau de la portion pylorique de l'estomac. La pression développe de la douleur non

seulement à droite sous la face concave du foie; mais dans le tiers droit de l'estomac; de sorte qu'il paraîtrait qu'il y aurait là un point d'irritation très-violent, très-persévérant, embrassant le pylore.

La femme du malade assure que celui-ci trouve bonne sa potion d'hier, laquelle a passé mieux que sa tisanne. Elle le croit *débouché*. Mais la douleur épigastrique paraît la même au malade, qui la dit plutôt augmentée que diminuée depuis les sangsues; le ventre est mou, pâteux; la peau est tiède, sèche au tronc; plus de crampes; pieds, jambes froids; mollets douloureux au point où les cataplasmes ont été appliqués.

(*Prescrip.*: Trois ventouses sèches à la région pylorique. Elles restent jusqu'à leur chute et sont remplacées par des cataplasmes. Potion opiacée; cataplasmes aux mollets et bras; mêmes boissons; frictions vinaigrées.

30 *mai à midi:* Collapsus profond; visage profondément altéré; front violet et froid; nez, joues, menton froids; langue blanchâtre et froide; yeux immobiles, très-cerclés; cercle plombé et noirâtre; cornée terne; pupille resserrée et immobile; respiration insensible; pouls nul de chaque côté; quelques légers mouvemens.

(Sinapismes aux mollets et à la face dorsale des pieds.)

Mort, à midi trois quarts.

VINGTIÈME OBSERVATION.

CHOLÉRA SPASMODIQUE INTENSE DU BOUT SUPÉRIEUR DU CANAL DIGESTIF.

63 ans; bonne constitution; maigre; huit jours d'invasion; trois jours de maladie: indisposition; vive douleur suffocante dorso-sternale avec redoublemens; traitement antiphlogistique et calmant; guérison rapide.

Madame C.— âgée de 63 ans, d'une bonne constitution, mais habituellement maigre; ayant beaucoup fatigué il y a trois ans, en soignant des malades; était indisposée depuis huit jours, et avait même un peu de fièvre, lorsqu'elle tomba tout-à-fait malade dans la soirée du 3 *juin* 1832.

Appelé à *une heure et un quart du matin*, nous apprenons que Madame C.— a été prise hier soir, d'une douleur très-vive et suffocante qui, partant du milieu du dos, vient en avant entre les deux seins. A deux reprises, depuis hier soir, cette douleur a accru d'intensité. La dernière fois, à minuit, elle était si aiguë, que la malade croyait être à toute extrémité, et s'attendait à *passer* à tout moment. Elle s'agitait, se débattait; elle cherchait à s'accrocher à quelque chose pour s'empêcher de mourir.

Actuellement, Madame C.— est dans l'état suivant: visage maigre; yeux faiblement cernés; langue blanchâtre; douleur entre les deux seins lors de l'inspiration; la malade s'asseoit sans difficulté; parle, entend distinctement; pouls développé, accéléré, vif, épigastre indolore; selle d'hier, molle et naturelle; urines libres et faciles; peau sêche.

(*Prescrip.:* Infusum de tilleul édulcoré; quinze sangsues au milieu du sternum; cataplasmes émolliens après la chute des sangsues; potion avec

sirop diacode, demie once.
— de fleurs d'oranger, une once.
infusum de tilleul, trois onces.

repos et tranquillité.

Amélioration rapide.

4 juin, à huit heures et demie du matin: Un nouvel accès de douleur s'est présenté depuis notre départ de deux heures du matin; mais il a été très-léger.

A six heures du soir: Légère céphalalgie sus-orbitaire; mais du reste, état très-satisfaisant. Un clou s'est développé au pouce droit (cataplasme sur cette partie.)

5 *juin:* La malade a dormi; tous ses mouvemens sont libres; très-légére céphalalgie; langue naturelle; respiration libre; pouls calme, régulier, développé; point d'appétit; pas de selles.

(Diète; infusum de tilleul; cataplasme émollient sur l'abdomen; repos au lit; lavement avec infusion de graine de lin.)

Les jours suivans les forces se relèvent; l'appétit renaît; une prompte guérison suit.

VINGT-UNIÈME OBSERVATION.

CHOLÉRA SPASMODIQUE PRIS AU DÉBUT.

26 ans; bonne constitution; tempérament lymphatico-sanguin; huit jours d'invasion; quinze jours de maladie: menstrues arrêtées; relachement du ventre et léger trouble circulatoire; Affection morale profonde; palpitations; fièvre; douleur abdominale; spasmes aux mollets, aux doigts; froid général. Dyspnée, douleur oppressive de l'épigastre; douleur abdominale; effroi. Fluxion critique vers l'abdomen qui se termine par diarrhée, leucorrhée, et déjections d'urines. Réapparition des régles. Convalescence difficile. Guérison.

Eliza H. — D'une bonne constitution, d'un tempérament lymphatico-sanguin, âgée d'environ vingt six ans, ne vit pas ses règles dans les premiers jours de juin, époque ordinaire. Voisine de personnes atteintes de choléra et très-impressionable, son moral était ébranlé depuis le commencement de l'épidémie. Une indisposition qui éclata *le* 18 *juillet* 1832, dans laquelle il y eut des selles fréquentes et un léger trouble circulatoire, fut remplacée le 26 juillet par une véritable attaque de choléra. Ce même jour Elisa H. — avait vu mourir du choléra une de ses voisines qu'elle veillait.

Ce jour, 26 *juillet, à* 2 *heures de l'après midi*, Eliza H. — était dans l'état suivant: Décubitus sur le dos; moral affecté; abattement; préoccupation; la mort de la voisine la poursuit; visage rouge et comme gonflé ; la coloration est légèrement lie de vin ; yeux naturels ; langue plate, nette, d'un gris bleuâtre ; respiration libre et complète ; pouls fort, développé, accéléré et vif ; palpitations légères ; ventre souple, mou, très-faiblement sensible à la pression ; une selle ; les urines ont abondamment coulé dans la matinée ; nul sentiment prononcé de froid ; mais besoin d'être réchauffée.

Des cruchons, des fers chauds l'entourent ; elle est recouverte d'un épais duvet.

(*Prescription :* Diète ; repos au lit ; chaleur entretenue ; saignée de vingt onces au bras ; infusion de bouillon blanc ; cataplasme émollient sur l'abdomen.)

26 *juillet à quatre heures :* Crampes à l'estomac et douleur aux lombes. Le cataplasme placé sur l'épigastre calme un peu ce sentiment.

26 — *à six heures du soir :* Visage moins coloré ; langue faiblement sèche à la base, blanchâtre à sa pointe ; respiration parfois gênée ; abdomen un peu sensible à droite vers le flanc droit ; écoulement des urines ; sueurs ; pouls relevé et dur ; peau moins colorée qu'à l'ordinaire ; crampes légères ; tiraillemens aux mollets, aux doigts qui sont rigides.

(*Prescription :* Quinze sangsues au bas de l'épigastre qui paraît plus sensible à la pression ; cataplasmes sinapisés à chaque mollet ; même boisson.)

26 *juillet à minuit :* Faiblesse, suite de l'écoulement des sangsues, accompagnée du sentiment d'un corps qui remonte du ventre, gagne la poitrine et, en

arrivant vers cette partie, y détermine une vive oppression, avec anxiété, et suivie de syncopes. Chaleur assez prononcée à la peau, malgré laquelle se manifeste un sentiment de froid très-vif, qui rend un fer chaud aux pieds indispensable.

Le sang qui coule des piqûres de sangsues de l'abdomen est arrêté; un cataplasme est placé sur l'abdomen; des sinapismes sont appliqués à chaque mollet et conservés une heure, puis ôtés et remplacés par des cataplasmes émolliens.

27 *juillet, à six heures du matin*: Visage moins coloré, plus calme; langue plate, rouge et un peu sèche à sa base; soif modérée; respiration plus libre; pouls toujours plein, tendu, accéléré; point fort, ni dur; peau moite; abdomen souple, indolore en tout sens; urines colorées en jaune foncé; point de selles; quelques tiraillemens dans la jambe gauche.

(*Prescrip.*: Diète; repos au lit; fer chaud entre les seins; bouillon de cerfeuil; tisanne de bouillon blanc; cataplasme émollient sur l'abdomen; cataplasmes sinapisés aux mollets.)

28 *juillet, à six heures du matin*: Nuit assez calme; sommeil court et léger; visage pâle, jaunâtre; langue sèche à sa base; soif; respiration gênée vers les mamelles, par le sentiment d'un embarras près de ces parties; oppression vers le creux de l'estomac laquelle s'étend au dos; sensibilité obscure de l'abdomen, notamment vers la région iliaque gauche; deux déjections d'urine pendant la nuit; pas de selles; picotemens des mollets; anxiété morale vive; besoin d'être rassurée et entourée.

(*Prescrip.* : Calme, repos; limonade; vingt-quatre sangsues, savoir: douze à l'épigastre, douze à la région iliaque gauche; fomentation avec l'oxicrat sur le front. Cataplasmes sinapisés aux cuisses, qui sont remplacés par des cataplasmes émolliens.

28 *juillet, à trois heures de l'après midi:* Les sangsues ont bien coulé. Calme général, visage naturel, moins coloré qu'hier et maigri; sourire léger; la malade craignait ce matin le vomissement et la diarrhée, qu'elle croyait voir éclater à chaque instant. Elle raconte que son mal épigastrique qui remontait de temps à autre prêt à produire le vomissement, a cessé comme par enchantement dès l'application des sinapismes. Cette amélioration a été telle, qu'elle a cru pouvoir diminuer de son propre mouvement, le nombre des sangsues prescrites sur l'abdomen. Elle en a retranché six.

29 *juillet, à six heures du matin:* La malade dort; la nuit n'a pas été calme; des défaillances sont survenues, sans pourtant que la malade ait fait de mouvemens dans sont lit; ces défaillances lui faisaient croire qu'elle allait *passer*.

29, *à dix heures du matin:* Visage jaunâtre; traits légèrement entraînés en bas; nez légèrement effilé; langue plate, sèche à la base, humide au bout et vers les bords; soif modérée; sens dans l'état naturel; moral tel que la malade croit devoir faire son *testament*. Cependant toutes les apparences décèlent une amélioration. Du reste, respiration libre; une douleur assez poignante au côté gauche du thorax a cessé dans la nuit par l'effet d'un cataplasme chaud; abdomen souple, mou, indolore; urines faciles; point de selles.

(*Prescriptions:* Comme la veille.)

30 *juillet au matin:* Nuit assez bonne; visage maigri, mais naturel; sauf une légère coloration jaunâtre; langue plate, humide, naturelle; thorax et abdomen dans l'état naturel; urines faciles; pouls peu développé et faiblement accéléré; mollets douloureux; vésication produite dans ces parties; cuisses non douloureuses malgré les rougeurs des sinapismes.

(*Prescrip.* des jours passés; orangeade, cataplasmes, etc.)

30 *juillet au soir:* Langue un peu sèche à sa base; pouls accéléré; gargouillement dans le ventre, qui fait craindre le dévoiement; la malade s'est retenue d'aller à la selle dans la journée, à cause des personnes qui l'ont visitée; grande faiblesse; satisfaction d'avoir mis ordre à ses affaires.

31 *juillet à six heures du matin:* Trois selles depuis notre départ du soir; nuit inquiète; visage jaunâtre et maigri; langue plate, rougeâtre, sèche vers la base; respiration parfois encore gênée; sensibilité vive sous l'hypochondre gauche et la région iliaque gauche; rien du côté droit, ni à l'épigastre; la douleur du côté gauche de l'abdomen se propage au côté gauche du thorax. Il y a quelquefois de ce côté des battemens ou une sensibilité assez vive qni cesse dès qu'on place sur cette partie quelque chose de chaud.

(*Prescription :* Repos absolu au lit ; dix sangsues à l'hypochondre gauche ; huit à la région iliaque gauche ; cataplasme émollient sur le côté gauche du thorax ; lavement avec la décoction de têtes de pavot et l'amidon si les selles reparaissent ; cataplasmes aux cuisses et aux mollets.

31 *juillet, à dix heures du matin :* Plusieurs épreintes, plusieurs selles ont eu lieu ; la malade n'a presque rien rendu ; ce qu'elle a fait était liquide ; les gargouillemens cessent ; il semble que le dévoiement la soulage. Fleurs blanches ; urines chaudes.

1er *août* 1832 *:* Continuation du dévoiement ; il y a eu dans la journée d'hier, neuf à dix selles liquides, jaunâtres, accompagnées de très-grande faiblesse. Dans la soirée d'hier, les lavemens de pavot amylacés ont arrêté les selles. Mais cette constipation semblait gêner considérablement la malade ; les gargouillemens existans augmentaient.

L'emploi de la limonade gazeuse diminue quelques envies de vomir.

1er *août, au soir :* Grand état de sécheresse de la bouche ; pouls petit, concentré, accéléré ; chaleur brûlante dans l'abdomen ; chaleur à l'anus.

(*Prescription.* La faiblesse de la malade s'oppose à l'application de nouvelles sangsues : cataplasmes émolliens sur l'abdomen, qui diminuent la chaleur de cette partie.

2 *août :* Sommeil passable ; même état de l'abdomen ; selles nouvelles ; chaleur et tension de l'hypogastre ; continuation des fleurs blanches ; urines chaudes ; pouls plein, développé, accéléré.

(*Prescrip.:* Bain de fauteuil: (à la suite de ce bain la malade a une syncope due à ce qu'elle est restée debout malgré sa grande faiblesse.) Pour boisson, lait d'amandes; sirop d'orgeat ou de guimauve seul ou étendu d'eau; cataplasmes aux cuisses ou aux mollets.)

2 *août au soir:* Amélioration notable; douleur abdominale moindre; le pouls s'amollit.

3 *août, à six heures du matin:* Menstrues reparues après deux mois d'absence; elles forment une crise naturelle suivie d'une amélioration considérable. Lèvres et bouche humides; langue précédemment si sèche, devenue moite; abdomen indolore; urines plus faciles; selles nulles; le sang menstruel est noir comme de la suie. Le bain d'hier a fait un tel effet, que la malade, qui lui attribue le retour des règles, n'oserait recommencer. Il n'y a pas non plus nécessité d'y revenir.

Le 4 *et le* 5 *août*, la malade prend quelques alimens légers malgré notre défense.

Le 6: Coliques; retour de la diarrhée; urines rares et difficiles.

(*Prescrip.:* Diète; bain de siège; cataplasmes sur l'abdomen, aux cuisses et aux mollets; glaçons sucés.

Le 7 *août*: *idem*, *idem*.

Le 8: Faiblesse et souffrance.

Le 9: Même état.

Les jours suivans, il y a amélioration, mais la malade éprouve le sentiment d'un poids à l'épigastre;

il y a des gargouillemens, des coliques, et une leucorrhée légère. Le rétablissement complet n'a lieu que quelques temps après, et par suite de ménagemens et d'un régime approprié à l'état de la malade.

VINGT-DEUXIÈME OBSERVATION.

CHOLÉRA INTENSE DU BOUT SUPÉRIEUR DU CANAL DIGESTIF.

55 ans ; bonne constitution ; tempérament musculaire et sanguin ; trois jours d'invasion ; trois jours de maladie.

Douleur très-vive, dorso-gastrique, remontant vers l'œsophage avec anxiété extrême ; sentiment d'un imminent danger ; envies de vomir ; selles ; forte révulsion opérée vers les extrémités ; application de sangsues à l'épigastre ; guérison rapide.

M. L,— pécheur, demeurant rue des Roches, dans une maison située au bord de la Moselle; âgé de 55 ans; d'une bonne constitution; d'un tempérament musculaire et sanguin; d'une taille un peu au-dessous de la moyenne; ayant le visage habituellement coloré, était sujet à une toux muqueuse qui paraissait et disparaissait de temps à autre. Il éprouvait aussi quelquefois des coliques suivies de selles.

Après trois jours de malaise il fut pris le 16 *octobre* 1832, au matin, *d'une barre en travers du corps*, au niveau du creux de l'estomac, laquelle disparut au bout de peu de temps ; il eut trois selles dans la journée.

Le 17 octobre, il déjeûne à neuf heures du matin avec du pain, du lard, des poires et du vin. A midi, il est pris d'une barre à l'épigastre qui va du creux de l'estomac au dos, et l'étouffe en remontant vers la gorge. L'intensité de la douleur est telle, que le malade fait d'incroyables efforts pour la vaincre, et succombant sous le poids de sa souffrance, il se croit au moment fatal, si le mal ne s'arrête à l'instant.

A notre arrivée, qui a lieu peu d'instans après, le malade est sur le pot pour la deuxième fois ; il a uriné, et il urine après avoir fait une selle solide et noirâtre. Mis dans son lit, son visage est violacé ; les yeux légèrement cerclés ; la vue est obscurcie comme par un brouillard épais ; la tête est embarrassée ; langue grisâtre, sèche à sa base ; envies de vomir répétées ; un verre d'eau sucrée les fait passer ; toux de temps à autre ; respiration libre ; pouls petit, difficile à reconnaître, et lent ; épigastre très-sensible, douloureux au toucher. Une douleur intérieure qui va du dos à l'épigastre et marche vers le col, occasionne une anxiété qui lui fait répéter que c'en est fait de lui si cela continue ; la peau se couvre de rougeurs avec élévation du tissu, en tout semblables à celles de l'urticaire ; on voit ces rougeurs au col, aux bras, au thorax ; elles donnent à la peau l'aspect bosselé. Il n'y a point de crampes. Les douleurs abdominales internes se calment au bout de peu de temps.

(*Prescription :* Vingt cinq sangsues appliquées sur-le-champ à l'épigastre ; cataplasmes sinapisés à chaque bras et à chaque mollet ; eau sucrée quand se montrent les envies de vomir ; toutes les demies heures une cuillérée de la potion suivante :

Sirop diacode, une once.
— de fleurs d'oranger, *idem*.
Infusum de bouillon blanc, quatre onces.

Pour boisson ; infusum de bouillon blanc ou thé sucré ; du feu dans la chambre ; bas de laine ; bonnet ; camisole ; cruchon d'eau chaude aux pieds.

17 *octobre, à trois heures trois quarts* : La barre de l'estomac est disparue ; la tête est libre ; le thorax se dilate parfaitement ; pouls toujours lent et peu développé ; langue toujours grisâtre ; envies de vomir qui n'ont pas de suite ; l'infusum de bouillon blanc, ni le thé ne les provoquent. Il ne reste qu'une douleur, celle de l'épigastre ; elle est fixe, mais elle diminue notablement par l'usage des boissons, et la continuité de la sueur générale.

17, *à huit heures et demie du soir* ; la douleur brûlante de l'épigastre est disparue ; la réaction commence ; visage coloré ; sueurs ; pouls relévé et accéléré ; les sangsues donnent encore ; les cataplasmes de l'abdomen sont remplis de sang. Les bras, les mollets qui ont été douloureux toute la journée, commencent à se calmer ; les urines coulent ; un mieux être très-prononcé s'observe. Tout annonce que la nuit sera bonne.

La potion est reprise ; tous les cataplasmes sont renouvellés (au ventre, aux bras, aux jambes.)

18 *octobre, au matin:* Tête libre; visage calme; moral excellent; sens intègres; vue nette; respiration naturelle; pouls régulier et naturel; plus de douleur épigastrique; urines; pas de selles; rougeurs aux bras et aux mollets.

(Continuation de la diète, des boissons et des cataplasmes.)

18 *octobre, au soir:* Calme parfait; des bouillons ont été pris; le lit devient une pénitence.

Les jours suivans, des alimens sont pris sans danger; les forces renaissent; et la santé ne tarde pas à être parfaite. Nulle rechute ni indisposition n'a suivi

La même affection a été observée sous forme chronique, avec des phénomènes analogues chez deux autres sujets. L'un est un vacher, âgée de 50 ans environs, qui pendant près de deux mois a présenté une affection nervoso vasculaire de l'œsophage et de l'estomac, avec dysphagie continuelle. Cette affection n'a été vaincue qu'à l'aide d'évacuations sanguines et de révulsifs persévérans.

L'autre sujet, est une femme de 50 et quelques années, chez laquelle l'affection nerveuse de l'œsophage et de l'estomac était si douloureuse, qu'elle a déterminé une sorte de délire durant près d'une semaine.

Nous devons ajouter que, quoiqu'exerçant à Metz depuis douze ans, c'est la première fois que nous observions des affections aussi étranges et aussi opiniâtres. Aussi tout nous porte à croire qu'elles étaient le résultat de l'influence épidémique.

Nous ne quitterons point ce sujet sans ajouter un fait qui a de l'analogie avec les précédens. Il concerne un ancien militaire qui a fait partie de l'armée d'Italie et de l'expédition d'Egypte, et qui est retiré du service depuis le commencement de l'empire. Ce militaire, aujourd'hui âgé de 69 ans, d'une taille élevée, et d'une bonne constitution, était sujet à une indisposition qui lui prenait souvent autrefois, mais qui est rare depuis quelques années. Cette indispostion consistait dans un accablement considérable survenant presque tout-à-coup, avec le sentiment d'un obstacle ou d'un grand resserrement au creux de l'estomac. Dans ce moment les boissons ne pouvaient plus passer ; le malade absorbé par sa douleur tout le temps que durait cet état, avait les yeux petits, resserrés, cerclés ; il était dégoûté de toute espèce d'alimens, ou accusait même des nausées. La diète la plus absolue, l'abstinence complète des boissons et le repos, suffisaient toujours pour mettre un terme à cet état spasmodique du cardia et de l'œsophage, qui ne durait guère que 24 ou 36 heures, et pendant lequel il n'y avait point de selles. Nous devons dire que pendant toute la durée de l'épidémie, ni depuis, le sujet qui fait l'objet de la remarque n'a été une seule fois repris de son mal.

VINGT-TROISIÈME OBSERVATION.

AFFECTION CHOLÉRIQUE.

3 jours d'invasion ; un jour de maladie ; gastro entérite folliculeuse générale ; péritonite aiguë ; gastrite pylorique ; congestion du système cérébro-spinal et ramollissemens.

M.— boulanger, attaché au bataillon des ouvriers d'administration, entra à l'hôpital-militaire de Metz, le 12 mai 1832, à une heure de l'après-midi, éprouvant de temps à autre, et depuis trois jours, des étourdissemens.

Placé d'abord avec les autres malades, dans les salles ordinaires des fiévreux, il fut transféré à neuf heures du soir à la *salle des cholériques*. Il avait des vomissemens et de la diarrhée ; vers le soir, il rendit les fragmens d'un helminthe qui parut être un tœnia.

De l'eau de riz fut d'abord prescrite ; puis la limonade ; mais le malade se dégoûtant de ces boissons, préféra des glaçons. Deux applications de sangsues, l'une de 25, l'autre de vingt, furent faites sur l'épigastre, à deux heures de l'après-midi. Un bain d'air chaud, avec l'appareil calorifère fut administré ; des sinapismes furent appliqués aux extrémités inférieures ainsi que des ventouses. A dix heures et demie du soir, une saignée de six onces pratiquée au bras, donna issue à un sang qui se coagula rapidement, et qui était de couleur rougeâtre foncée, sans sérum.

13 *mai, au matin:* Décubitus sur le dos; visage calme; yeux faiblement cerclés; point de céphalalgie; point de cyanose; mais teint plombé et livide. Nez, joues, lèvres et langue frais; langue enduite d'une couche blanchâtre; pointe et bords faiblement colorés; roupies jaunes noirâtres découlant du nez; sens éveillés et calmes; réponses exactes; respiration accélérée; pouls imperceptible aux avant-bras; le cœur bat ainsi que les carotides; épigastre très-sensible, et le siège d'une vive douleur; quelques vomissemens de matières vertes et liquides; selles involontaires liquides, jaunes; pieds presque froids; mains froides et légèrement violacées.

(*Prescriptions:* Pommade ammoniacale aux mollets et à la partie interne de la cuisse gauche; sinapismes aux pieds, aux mollets et aux cuisses. (Le malade accuse bien peu de douleur vers les régions dans lesquelles agissent les révulsifs.)

13, *à onze heures*: Quelques nausées; tendance au sommeil; abattement; impatiences; mouvemens brusques de la tête; langue plus colorée à sa pointe; toute sa surface est bleuâtre; douleur excessive à l'épigastre.

A midi: continuation des impatiences; vingt sangsues sont appliquées aux tempes.

A deux heures, très-léger délire; le malade ne répond plus aux questions qu'on lui adresse; pouls excessivement faible, comme de légères ondulations;

il est imperceptible à la radiale droite; agonie; quelques hoquets; *mort à trois heures*, vingt-six heures après son entrée à l'hôpital.

A cinq heures et demie du soir, le nez, les joues, les lèvres et les narines, de froids qu'ils étaient pendant la vie, sont redevenus tièdes et presque chauds.

Nécropsie, le 14 mai 1832, à huit heures du matin, dix-sept heures après la mort.

Peau, généralement plombée; violacée en arrière du tronc et aux membres inférieurs. Les mollets conservent les marques des ventouses et des sinapismes qui ont été appliqués dans ces régions. L'épiderme se décole plus facilement qu'à l'ordinaire.

Système musculaire. Très-coloré, gorgé de sang, surtout aux gouttières vertébrales. Vers la région lombaire, on voit une extravasation considérable de sang noir et liquide.

Système osseux. Le tibia scié à son extrémité supérieure suivant sa largeur, est rose. Crâne rougi par l'injection extrême des veines du diploë, dont les ramifications de la table interne se voyent arborescentes quand la duremère est enlevée.

Tête. Encéphale; *membranes* très-injectées de sang noir et veineux, ainsi que les enveloppes du cordon rachidien. Les veines du rachis qui vont au corps des vertèbres sont également gorgées de sang noir.

Lobes du cerveau, dans toute l'étendue de leur bord supérieur, en rapport avec la faux du cerveau, couverts d'une foule de granulations adhérentes avec la duremère. La piemère est épaissie et rouge noire partout, mais surtout au niveau du cervelet et des plexus choroïdes, du ver supérieur du cervelet, des tubercules quadrigeminés et du bord postérieur du mésolobe.

Les plexus choroïdes contiennent quelques granulations. L'arachnoïde des ventricules, et surtout du col et des lombes, contient quelques onces de sérosité jaunâtre.

Tissu du cerveau, moins consistant que de coutume; légèrement affaissé sur lui-même; très-injecté en tout sens; substance grise, rosée; la blanche est traversée d'une innombrable quantité de vaisseaux qui, par leurs divisions, fournissent des gouttelettes de sang noir. Couches optiques rosées avec quelques faibles nuances allant du rose clair au rose gris. Bord postérieur du mésolobe très-injecté.

Conarium petit, pisiforme, dans l'état naturel.

Cervelet plus injecté que le cerveau.

Mésocéphale et bulbe rachidien, présentant une différence tranchée des deux substances.

Cordon rachidien. De la deuxième vertèbre dorsale à la cinquième, ramollissement manifeste de l'organe qui est ferme et résistant ailleurs. A peine la piemère est-elle ouverte, que le tissu sort en bouillie. Un ramollissement analogue se présente plus bas, au niveau des racines des nerfs abdominaux.

Le renflement inférieur de la moëlle est sain, ainsi que les nerfs sciatiques,

Quelques ganglions surrénaux du trisplanchnique divisés présentent un tissu blanc et ferme.

Thorax, *Larynx* jaunâtre, comme teint par de la bile vomie.

Trachée et bronches, vides, sauf un peu d'écume, et dans l'état naturel.

Poumons. Congestion en arrière; sains et fauves ailleurs; quelques ganglions lymphatiques à leur racine.

Cœur. Les cavités gauches et droites sont remplies de sang noir, liquide, diffluent, et de quelques caillots.

Aorte et *gros vaisseaux*; rien de particulier.

Abdomen. Péritoine, d'un rouge sombre partout, principalement vers l'hypogastre et le petit bassin. Toutes les anses intestinales sont agglutinées et recouvertes d'une couenne blanche jaunâtre, albumineuse. Le petit bassin est rempli d'un fluide jaunâtre puriforme. Là, où la couche albumineuse qui recouvre l'anse intestinale est enlevée, le péritoine paraît d'un rouge livide. Le grand épiploon est très-injecté et rouge livide. Sur les anses intestinales où la couleur est faible, l'injection des vaisseaux forme des anses vasculaires qui ceignent le conduit digestif.

Estomac: contient trois quarts de litre d'un liquide jaunâtre avec quelques flocons muqueux. Il est divisé en deux parties; la moitié œsophagienne est jaunâtre; la portion pylorique, au contraire, est rouge, hérissée de gros follicules entre lesquels la rougeur de la muqueuse prend l'apparence arborescente des petits vaisseaux.

Duodénum, parsemé de gros follicules en grand nombre.

Jéjunum et *iléon*: Ont une teinte foncée et présentent d'abord des follicules isolés, puis une multitude de plaques folliculeuses et deux lombricoïdes. Au niveau des portions de péritoine les plus colorées, la membrane muqueuse de l'intestin est rosée.

Cœcum, *colon* et *rectum* livides, présentant quelques flocons blanchâtres. (On n'a trouvé nulle trace du tœnia, dont quelques fragmens ont été dits avoir été expulsés pendant la vie.)

Foie. Tissu d'un rouge noir. Vésicule biliaire petite, remplie d'une petite quantité de bile d'un vert noir très-foncé.

Rate, noire et petite; *pancréas* sain; capsules surrénales et reins injectés; *vessie*: présente une urine trouble et quelques points rouges à sa surface intérieures.

RÉFLEXIONS.

On pourrait élever quelques doutes sur la nature de l'affection à laquelle a succombé l'individu dont l'observation vient d'être rapportée; et croire, par ex., que l'altération du péritoine était la seule importante, celle qui était l'origine du mal, et qui avait déterminé toutes les autres altérations existantes. Mais cette idée ne peut naître que dans l'esprit de ceux qui ne voyent dans le choléra qu'une *gastro-entérite*. Dans le cas présent, en effet, l'irritation gastro-intestinale aiguë était l'affection qui avait laissé le moins de traces ou même qui n'avait paru que secondaire d'après l'autopsie. Mais voit-on jamais les péritonites accompagnées de l'appareil cholérique observé dans le cas présent? et ne pourrait-on pas avec la même apparence de raison, accuser aussi l'affection rachidienne d'être l'affection prédominante?

Il faut donc reconnaître que l'affection du péritoine n'était qu'une modification de l'influence cholérique; et, ce qui le prouve, c'est que dans deux autres cas, une altération du péritoine a été également observée quoiqu'à un moindre degré. (Voyez les observations 7e et 12e.) — Le péritoine présentait une exsudation albumineuse, glutineuse, marque évidente d'une irritation naguère existante dans cette partie, et dont la prolongation eût peut-être amené, comme dans le cas présent, un véritable épanchement abdominal.

Si d'ailleurs on a égard à la nature de la cause du choléra, laquelle tend à irriter toutes les parties vers lesquelles elle se porte, on reconnaîtra que l'altération du péritoine remarquée chez M — n'infirme pas le rapprochement que nous avons fait de sa maladie avec celles des individus dont l'histoire médicale est rapportée dans cet écrit.

VINGT-QUATRIÈME OBSERVATION.

CHOLÉRA ALGIDE; RÉACTION VIOLENTE.

25 ans; bonne constitution; tempérament sanguin; fusilier au 65e de ligne; trois jours d'incubation; trois jours hors de l'hôpital; six jours à l'hôpital.

Indigestion de fruits; diarrhée; vomissemens; froid général; crampes; gastro-entérite; colite; hoquet; congestion cérébrale consécutive; assoupissement et agitation alternatifs; délire; mort.

K.—(François), soldat au 65e régiment de ligne, né à Lauterbourg (Bas-Rhin), âgé de 25 ans, fort, sanguin, entra à l'hôpital militaire de Metz, le 26 juin 1832, à dix heures et demie du matin.

Trois jours avant, le 23 juin, il avait été pris, sur le soir, d'un très-grand mal de tête, de lassitudes générales qui l'avaient obligé de se coucher.

Le lendemain, 24 *juin*, soif très-vive; chaleur à la gorge; il mange une livre de cerises en compagnie de deux camarades; le soir vomissemens et selles toutes les dix minutes. Les matières rendues par le bas sont liquides et jaunâtres; froid général. Le malade se réchauffe difficilement.

Le 25 juin: Même état.

Le 26, jour de l'entrée à l'hôpital, à dix heures et demie du matin: Visage décomposé; yeux enfoncés; voix éteinte; mal de tête très-grand; langue sèche et plate ; soif ardente ; vive sensibilité à l'épigastre ; les vomissemens et les selles ont cessé ; pouls extrêmement petit ; crampes très-douloureuses dans les mollets ; décubitus sur le dos ; pieds froids.

Le malade est enveloppé de flanelles chaudes ; on lui met des bas de laine. Diète ; limonade citrique *ad libitum* ; trente sangsues à l'épigastre (Les piqûres donnent peu).

A onze heures trois quarts : Bain à 28 degrés pendant vingt minutes ; après le bain, chaleur plus généralement répandue ; pouls plus développé ; soif toujours très-vive.

A midi trois quarts : Selle liquide, jaune, verdâtre.

A une heure : Vomissement de toute la boisson prise depuis l'entrée du malade ; elle est devenue plus foncée ; abattement.

(Des cataplasmes sinapisés sont appliqués aux mollets, et remplacés à quatre heures par des cataplasmes émolliens ; cataplasmes sur l'abdomen.)

A quatre heures : Selles et vomissemens nouveaux ; céphalalgie diminuée : l'hypogastre devient douloureux, le malade éprouve à chaque instant le besoin de changer de position.

(Dix sangsues à l'hypogastre ; les piqûres donnent peu de sang.)

A six heures et demie ; Rougeur et sécheresse de la langue ; céphalalgie revenue ; douleur abdominale ; agitation.

(Cataplasmes sinapisés aux bras ; cataplasmes émolliens sur l'abdomen.)

Le 27 juin au matin : Nuit assez calme ; céphalalgie moindre ; face plus naturelle ; langue rouge à son extrémité ; soif vive ; épigastralgie ; selles ; à cinq heures du matin, il y a eu vomissemens de matières liquides et porracées ; pouls développé. Les sinapismes des bras et des mollets n'ont produit qu'une rougeur légère.

(Cataplasmes sinapisés réappliqués ; huit sangsues au niveau de l'appendice xiphoïde, devenu le siége d'une douleur intérieure. Fomentations d'oxycrat sur le front. Cataplasmes émolliens sur l'abdomen.)

Les nouveaux cataplasmes sinapisés occasionnent une vive douleur durant toute la journée, pendant laquelle il y a quelques selles jaunâtres.

Le 28 juin : Sommeil de quelques heures sur le point du jour ; visage coloré ; yeux injectés ; langue tendant à la sécheresse ; douleur au côté droit de l'abdomen que développe la pression ; pouls petit, vif, accéléré ; peau chaude ; urines et selles dans la matinée ; les cataplasmes sinapisés ont occasionné une très-vive douleur ; l'application sur les rougeurs de cataplasmes médiocrement chauds, arrache des cris.

(Douze sangsues au côté droit de l'abdomen ; douze sangsues aux tempes qui donnent beaucoup de sang ; cataplasmes émolliens sur l'abdomen, aux mollets et aux bras, renouvellés plusieurs fois dans la journée ; fomentations avec oxycrat sur le front ; lavemens avec décoction de tête de pavot ; limonade tartrique ; potion gommeuse avec addition d'acide tartrique.)

Dans la matinée et dans l'après-midi, agitation

continuelle; envie de se lever; impossibilité de garder long-temps la même position; de temps à autre, calme et demi assoupissement.

L'agitation continue pendant la nuit; le pouls est plein et accéléré; les artères temporales battent avec force; il veut aller à la selle et ne rend rien; il se découvre; ôte sa camisole de flanelle, dérange incessamment ses linges du front.

Le 29 *juin, à quatre heures du matin:* Vomissement nouveau d'un liquide verdâtre; du reste, même état pendant la journée; douleur au côté droit de l'abdomen, sur lequel deux ventouses sont appliquées.

(Vésicatoires aux cuisses; cataplasmes aux extrémités; mêmes boissons, potions et fomentations.)

30 *juin, à neuf heures:* Face colorée; hoquet; peau chaude; pouls vif et accéléré; continuation de la douleur à la région iliaque droite, sur laquelle quinze sangsues sont appliquées et remplacées par des cataplasmes; même boisson, potion, lavemens, fomentations et cataplasmes aux membres.

Dans la journée, le hoquet cesse par intervalle pour revenir bientôt avec force. Etat d'assoupissement, d'engourdissement quelquefois assez profond qui alterne avec l'agitation.

Le 1er *juillet:* Même assoupissement, alternant avec le délire et l'agitation; le malade, en voulant se lever du lit, tombe deux fois dans la ruelle; visage et extrémités livides; celles-ci sont froides ainsi que la langue, qui est sèche; épigastre extrêmement sensible; pouls petit, fréquent, presque imperceptible; sueurs froides. (Mêmes boissons, potions, fomentations ; cataplasmes émolliens renouvelés sur les membres et l'abdomen ; vésicatoires des cuisses entretenus.

Le 2 juillet : Même état ; le tronc conserve sa chaleur ; membres froids et violacés ; respiration faible et irrégulière ; selles fétides, couleur chocolat ; odeur infecte exhalée du lit du malade.

Mort à sept heures du soir.

Nécropsie, pratiquée le 3 juillet au matin.

Extérieur : Petite stature ; formes athlétiques ; face livide et offrant la même apparence que pendant la vie. Le cadavre placé sur le dos laisse échapper beaucoup de sang par le nez.

Tête. Crâne : Intervalle des deux feuillets de l'arachnoïde, rempli par une assez grande quantité de sérosité. Ventricules latéraux vides ; sinus peu gorgés ; veines encéphaliques peu distendues ; masse encéphalique sans altération apercevable ; cordon rachidien, très-légèrement ramolli à son renflement supérieur ; ferme partout ailleurs ; son tissu gris intérieur, un peu plus coloré qu'à l'ordinaire.

Nerf sciatique : Gaine rougeâtre dans quelques parties de son étendue ; coupé transversalement, quelques gouttes de sang s'échappent de ses bouts.

Yeux rouges comme durant la vie. *Muqueuse nazale* rouge ; *bouche*, *pharynx*, *œsophage* sans altération notable.

Thorax. Bronches d'un rouge livide dans toute leur étendue. *Poumons* développés, crépitans, surnagent parfaitement ; le droit légèrement adhérent à la plèvre costale et contenant une glande mélanée et crayeuse.

Cœur, d'un volume ordinaire; sans ecchymoses et de consistance ordinaire. Le trou de Botal est imparfaitement oblitéré. L'*aorte* est saine.

Abdomen. L'*estomac*, rempli de mucus brunâtre et adhérent à ses parois, présente vers son grand cul de sac, une plaque d'un rouge brunâtre.

Duodénum et *jéjunum:* Même mucosité adhérente; point de follicules développés; *iléon* injecté, vide, et présentant quelques rougeurs, ainsi qu'un petit nombre de follicules très-petits, qu'on ne voit bien que près du cœcum.

Quelques rougeurs dans le gros intestin, où se voyent quelques follicules isolés.

Foie sain; vésicule vide.

Rate exsangue et très-petite.

Reins volumineux, sains et remplis d'urine. *Vessie* blanchâtre à l'intérieur, énormément distendue par ce fluide qui est limpide.

VINGT-CINQUIÈME OBSERVATION.

CHOLÉRA ALGIDE; RÉACTION COMMENÇANTE.

34 ans; forte constitution; tempérament bilieux; sept heures d'invasion; trente-neuf heures d'hôpital. Indigestion de fromage et de fruits; diarrhée; vomissemens; crampes; spasmes des muscles du larynx; froid général; cyanose; gastro-entérite et congestion cérébrale commençantes; mort.

L.— sergent au 65e régiment de ligne, né à Pommeril (Côte du nord), âgé de 34 ans, fort et bilieux, fut apporté à l'hôpital-militaire de Metz, le 30 juin à une heure du matin.

Le 29 *juin, vers six heures du soir*, après avoir mangé du fromage à la crême et des cerises, il avait été pris de malaise, puis de diarrhée et de vomissemens. Vers neuf heures, l'épigastre devint douloureux ainsi que les membres dans lesquels des crampes se manifestèrent.

Au moment de son entrée à l'hôpital: froid dans toute l'habitude extérieure, surtout aux membres; céphalalgie; visage décomposé; yeux très-fortement cerclés; langue plate, blanchâtre et froide; soif vive; respiration faible; pouls d'abord petit et irrégulier, mais imperceptible; puis plus apparent; douleur abdominale augmentant par la pression; de temps à autre vomissemens des liquides avalés; selles presque continuelles d'un liquide blanchâtre analogue à de l'eau de riz; urines supprimées; contraction spasmodique des membres et du tronc; serrement de la gorge; voix presque éteinte.

(Diète; camisole de flanelle; bas de laine; manchons pour obtenir de la chaleur; trente sangsues à l'épigastre; cataplasmes émolliens aux mollets; limonade citrique à la glace.)

Après la chute des sangsues le pouls se relève; mais il se manifeste une douleur au côté gauche du thorax. (Deux ventouses scarifiées sur le côté malade, lesquelles diminuent la douleur; l'infusion de menthe est substituée à la limonade; cataplasmes sinapisés aux bras et aux jambes.)

Le 1er *Juillet:* persévérance de l'état d'irritation abdominale et céphalique ; les révulsifs aux extrémités joints aux évacuations sanguines sont insuffisans. La mort survient à 3 heures de l'après-midi.

Nécropsie. Extérieur : formes athlétiques ; muscles saillans.

Tête. injection considérable des membranes et du tissu du cerveau dont les ventricules sont remplis d'une sérosité rougeâtre. La masse encéphalique et le cordon rachidien examinés avec soin ne présentent rien de particulier.

Col. Le *pharynx* est parsemé de nombreux follicules très-gros. L'*œsophage* est sain.

Thorax. Les *poumons* sont libres, crépitans, surnagent et contiennent une assez grande quantité de sang. Leur tissu est rouge grisâtre.

Cœur hypertrophié ; le ventricule gauche est considérablement dilaté. Les cavités droite et gauche de l'organe sont remplies de sang très-noir, et à demi coagulé. Le cœur présente une ecchymose qui occupe tout le tissu graisseux de la base de l'organe, dans le voisinage de l'origine des gros vaisseaux. Le tissu du cœur coupé par le scalpel parait d'un rouge brun et couleur chocolat.

Abdomen. Péritoine diversement coloré, du brun au rouge livide et noir. Estomac rosé avec plaques d'une très-vive rougeur le long de la grande courbure.

Duodénum généralement coloré en rose et parsemé d'une multitude de follicules.

Jéjunum et Iléon : présentent çà et là des follicules isolés et alternativement des parties injectées et colorées.

Vers la fin de l'iléon plusieurs endroits, de la longueur d'un pied, sont couleur rouge lie de vin.

Cœcum et *colon :* parsemés de plaques rouges et de follicules isolés.

Foie ; tissu vert noirâtre; vésicule remplie de bile très-noire.

Pancréas à l'état normal; *Rate* petite et exsangue.

Reins. leur substance corticale est grise; la tubulée d'un rouge brun.

Vessie. resserrée; urine laiteuse et en petite quantité.

VINGT-SIXIÈME OBSERVATION.

CHOLÉRA ALGIDE BRONZÉ; RÉACTION NULLE.

25 ans; forte constitution; tempérament bilieux; dix-neuf heures d'invasion; deux jours d'hôpital.

Indigestion; diarrhée; vomissemens; crampes violentes et générales; froid persévérant; couleur bronzée de la peau; irritation concentrée sur le système nerveux; agitation; délire; assoupissement; mort. Traitement calmant et révulsif.

F. — sergent au 2e Régiment du Génie, né à Salins, Département du Jura, âgé de 25 ans, fort et bilieux, d'un caractère aimable et gai, entra à l'hôpital militaire de Metz, le 30 juin 1832, à 1 heure de l'après-midi.

La veille, 29 *Juin*, à 6 heures et demie du soir, il s'était trouvé mal à son aise et avait été pris de diarrhée à la suite d'une indigestion. La nuit fut agitée. Le 30 *au matin* il court à ses affaires comme tous les jours ; mais à dix heures et demie il ne put plus y tenir. Il arriva à l'hôpital dans l'état suivant :

Décubitus sur le dos ; peau dans toute son étendue d'une couleur *bronze* que la pression n'affaiblit pas. Visage méconnaissable ; yeux profondément cernés et enfoncés dans l'orbite ; ils sont ternes et languissans. Joues déprimées ; langue plate, large, grisâtre, tirant sur le bleu et froide ainsi que les lèvres, le nez et le menton. Point de céphalalgie ; soif assez vive ; voix éteinte ; respiration faible, insensible ; pouls petit, régulier, fréquent, difficile à reconnaitre ; ventre mou, indolore ; vomissemens pendant lesquels les liquides sont lancés au loin en forme de jet ; selles fréquentes et involontaires de matières liquides, blanchâtres, avec filamens albumineux ; urines supprimées ; crampes très-douloureuses dans tous les membres, mais surtout aux mollets et aux cuisses. Dans ces régions les muscles se durcissent sous la main qui les presse ; ils conservent quelquefois fort long-temps cette dureté qui signale leur contraction spasmodique,

(Diète ; camisole, bas, manchons ; chaleur artificielle ; d'abord cataplasmes laudanisés sur les mollets, siége de crampes douloureuses qui ne paraissent pas diminuer sous l'influence de ce moyen ; puis cataplasmes sinapisés aux mollets et aux bras. Infusion de menthe ; potion composée avec 15 gouttes de laudanum, un demi gros d'éther sulfurique et trois onces d'infusion de valériane. Lavement avec la décoction de pavots amylacée.)

Le 30 Juin à 7 heures du soir, douleur à l'hypochondre droit. Quinze sangsues appliquées sur cette région la font disparaître. Puis calme ; disposition au repos ; disparition complète des crampes pendant toute la nuit ; peau moite et chaude ; nez froid ; langue rosée à sa pointe ; soif vive ; voix revenue ; pouls accéléré.

Le 1er Juillet au matin, mêmes symptômes, même état ; mêmes prescriptions qu'hier au matin ; lavement avec la décoction de pavots amylacée ; vésicatoires aux cuisses ; frictions avec le vinaigre aromatique sur les diverses parties libres du corps.

Dans la matinée, douleur à l'épigastre.

Dans l'après-midi, assoupissement ; sueurs froides.

Dans la soirée, quelques heures de repos suivies d'agitation, d'anxiété, de souffrances. Le malade rejette ses couvertures ; de temps à autre selles copieuses ; sueurs froides ; soif intense.

Le 2 Juillet : toujours même coloration bronzée de la peau, même altération des traits, de la langue, de la voix qui est nulle ; imperceptibilité du pouls ; froid des extrémités ; selles involontaires ; alternatives de coma et d'agitation ; délire ; le malade se lève, quitte son lit ; il appelle ses amis ; il gémit ; la respiration devient de plus en plus difficile ; bientôt la peau du tronc est froide ; le pouls absolument nul ; les mouvemens locomoteurs cessent tout à fait ; le globe de l'œil se dirige en haut sous la paupière supérieure qui s'abaisse.

Mort à 3 heures moins un quart. Des cataplasmes

sinapisés avaient été appliqués sur l'abdomen quelques instants avant la mort.

Nécropsie, le 3 juillet au matin.

Extérieur : corps fortement constitué, musclé et bien fait.

Tête : faible injection des membranes et du tissu du cerveau. Epaississement, opacité, granulations et adhérence de la piemère aux régions pariétales. Sérosité rougeâtre dans les ventricules du cerveau. Du reste rien de particulier dans la masse encéphalique, non plus que dans le cordon rachidien dont le tissu est dur et résistant.

Col. Le *pharynx* est parsemé de gros follicules.

L'œsophage est sain.

Thorax. Poumons libres, crépitans, surnageants, d'un gris rougeâtre ; *Cœur* d'un volume ordinaire, d'un tissu brunâtre ; ecchymose dans le tissu graisseux qui avoisine l'origine des gros vaisseaux.

Abdomen. Péritoine d'une teinte uniformément livide. *Estomac* fauve partout à sa surface intérieure ; très-légères arborisations aux replis de la m. muqueuse. Follicules développés. *Duodénum* rosé, parsemé de follicules. *Jéjunum* et *iléon* présentant une prodigieuse quantité de follicules isolés et de plaques folliculeuses de deux pouces de long qui reposent sur un fond rosé. *Gros intestin* également parsemé de follicules et de plaques rouges.

Foie : tissu noir verdâtre ; bile noire ; *Pancréas* sain ; *rate* petite et exsangue ; *Reins* injectés ; *vessie* resserrée et rouge à l'intérieur.

VINGT-SEPTIÈME OBSERVATION.

CHOLÉRA FAIBLEMENT ALGIDE; RÉACTION FACILE ET MODÉRÉE.

28 ans; bonne constitution; tempérament bilieux; douze heures d'invasion; huit jours de maladie; diarrhée; nausées; crampes; urines supprimées; dyscécée; congestion cérébrale; irritation gastro intestinale. Traitement antiphlogistique et révulsif; guérison; longue convalescence.

R. —(Charles Auguste) Grénadier au 65e Régiment de ligne, né au grand Fresnoy, département de l'Oise, et âgé de 28 ans; d'une bonne constitution; d'un tempérament bilieux, tomba malade le 30 juin 1832, à minuit et demi du matin. Il fut pris à cette heure d'une diarrhée qui avait, à cinq heures trois quarts du soir, produit douze selles. Des envies de vomir s'étaient montrées, mais il n'y avait pas eu de vomissemens. Urines suprimées depuis le commencement de la maladie dont l'invasion avait été suivie de crampes. Ni alimens ni boissons ne furent pris.

A son entrée à l'hôpital militaire, *le 30 juin, à six heures du soir*, Décubitus sur le dos; face plombée; yeux faiblement cerclés et conservant leur brillant; langue large, plate, blanche, bleuâtre; tête lourde; dyscécée; le malade se plaint de ne pas bien entendre; soif; respiration lente et faible; pouls petit; fréquent; abdomen sans douleur; la pression ne la provoque pas. Peau fraîche aux pieds et aux mains.

(Diète; moyens propres à développer et à entretenir la chaleur; infusum de menthe poivrée; cataplasmes sinapisés aux mollets; lavemens avec décoction de tête de pavots amydonnée.)

A neuf heures du soir: Abattement moindre; depuis six heures il y a eu cinq selles, mais point de vomissemens. La violence du mal de tête fait recourir aux évacuations sanguines locales. Vingt sangsues sont appliquées aux tempes; cataplasmes sinapisés aux bras; cataplasmes émolliens sur les rougeurs des mollets; fomentations avec l'oxycrat sur le front.

1er *juillet*: Soulagement considérable après la chute des sangsues qui ont donné beaucoup de sang. Ce matin, la langue est rouge; il y a de l'assoupissement; l'état de somnolence se prolonge dans le jour.

(Diète; limonade gommeuse; potion gom. acidulée; application de quinze sangsues à l'épigastre; cataplasmes sinapisés aux bras et aux cuisses; cataplasmes simples aux mollets qui sont très-rouges. Fomentations avec l'oxycrat sur le front.)

La nuit du 1er *au* 2 *juillet* est calme et tranquille. Plus de douleurs; la physionomie revient presque tout-à-fait à son état normal. Elle conserve cependant encore un vestige de la stupeur qu'elle peignait naguères. La langue reprend son état naturel, ainsi que le pouls qui se relève. Les mouvemens sont libres; la respiration facile; selles et urines; faiblesse générale,

(Mêmes boissons, potions, cataplasmes, fomentations ; repos et chaleur entretenue.)

Le 3 juillet, et jours suivans, l'amélioration du 2 juillet se soutient; toutes les fonctions reprennent leur liberté accoutumée ; la physionomie devient gaie.

(Frictions avec le vinaigre aromatique sur toute la surface du corps.)

Le 8 juillet, appétit décidé; le malade veut manger; quelques alimens légers sont prescrits et passent bien.

Les forces du malade, dès-lors, se relèvent peu à peu. Il se promène d'abord dans la salle ; puis librement au dehors, et sort parfaitement guéri, le 25 *juillet* 1832.

VINGT-HUITIÈME OBSERVATION.

CHOLÉRA ALGIDE; RÉACTION PRESQUE NULLE.

33 ans ; convalescence de fièvre intermittente; sept heures d'invasion ; trente-cinq heures d'hôpital. Diarrhée subite au milieu de la nuit ; vomissemens ; crampes violentes ; cyanose générale ; gastralgie ; coma ; agitation ; délire ; mort.

B.— Sapeur au deuxième régiment du génie, né à Barsac (Gard), âgé de 33 ans, fort et bilieux, était sorti depuis trois semaines de l'hôpital, convalescent d'une fièvre tierce pour laquelle il avait été traité quinze jours. *Le 1er juillet au soir*, il mange du fromage avec un camarade, et boit un litre et demi de vin, *A onze heures de la nuit*, il est réveillé par la diarrhée. Quinze selles se succèdent presque sans douleur jusqu'à six heures du matin, heure à laquelle il est apporté à l'hôpital, dans l'état suivant :

Face cyanosée et décomposée ; yeux enfoncés ; le tronc et les membres sont moins violets que le visage, et conservent de la chaleur ; langue plate et grisâtre ; douleur épigastrique violente ; crampes excessivement douloureuses aux mollets ; elles arrachent des cris au malade. Les moindres liquides ingérés excitent le vomissement au bout de quelque temps ; les liquides rejetés sont brunâtres ; selles liquides, peu copieuses et avec flocons blanchâtres ; pouls petit et très-fréquent.

Malgré les boissons émollientes administrées en petite quantité ; les potions calmantes ; une application de sangsues à l'épigastre ; des lavemens amylacés et opiacés ; des cataplasmes sinapisés aux quatre membres, la maladie n'éprouve aucune diminution dans sa violence.

Le malade reste assoupi presque toute la journée du 3 juillet ; sur le soir, râle ; agitation ; délire ; mort à cinq heures un quart.

L'autopsie n'a pu avoir lieu.

VINGT-NEUVIÈME OBSERVATION.

CHOLÉRA SPASMODIQUE ; RÉACTION MODÉRÉE ET PROGRESSIVE.

25 ans ; forte constitution ; tempérament bilieux ; indigestion subite à l'heure du repas ; vomissemens ; diarrhée ; crampes ; irritation gastro intestinale suivie d'éructation et de borborygmes fatiguans ; guérison.

G.— (Philippe), sapeur au 2e régiment du génie, né à Besançon, département du Doubs, âgé de 23 ans, d'une constitution robuste, d'un tempérament bilieux, mangea le 1er juillet 1832, des cerises et du pain. La nuit du 1er au 2 juillet fut calme : sommeil complet ; le 2 juillet, G.— va à son travail, revient à dix heures, mange sa soupe et la vomit presque à l'instant. Bientôt, diarrhée ; crampes violentes aux mollets et quelquefois aux bras. Il est apporté à l'hôpital-militaire de Metz, *le 2 juillet, à quatre heures du soir*, dans l'état suivant : Visage violacé sans altération notable des traits ; langue plate, grisâtre et fraîche ; pouls peu développé ; nausées ; vomissemens de liquides blanchâtres ou bleuâtres, que provoque l'ingestion des boissons appétées par le malade ; douleur épigastrique ; selles ; urines nulles ; chaleur conservée.

(Diète ; chaleur entretenue à l'aide de flanelles, bas, manchons, cruchons d'eau chaude. Vingt sangsues à l'épigastre ; cataplames sinapisés aux mollets et aux bras; lavemens avec la décoction de tête de pavots amylacée ; limonade gommeuse ; potions gommeuses.)

3 *juillet :* Même état que la veille; la douleur épigastrique et les crampes n'ont presque pas cédé. Des cataplasmes sinapisés sont réappliqués aux bras et aux jambes; vésicatoires aux cuisses.

4 *juillet :* Nuit troublée par des vomissemens fréquents de matières verdâtres liquides, qui se répètent dans la journée; deux selles; coloration légère du bout de la langue qui est chargée d'un enduit blanchâtre et épais ; soif ; éructations ; borborygmes; plus de douleurs; besoin de sommeil qui est impossible; pouls peu développé, régulier et accéléré.

(Diète; 15 sangsues à l'épigastre; cataplasmes émollients aux mollets et aux bras; cataplasmes laudanisés sur l'abdomen; fomentations avec l'oxycrat sur le front ; mêmes boissons, potions et lavemens.)

Le malade, tourmenté par ses éructations, ses borborygmes, qui ont succédé aux vomissemens et aux selles, n'ose boire crainte de les augmenter.

5 *juillet :* La soirée du 4 au 5 juillet est calme ; il y a somnolence plutôt que sommeil. Dans la matinée du 5, quelques vomissemens de liquides verdâtres; mais surtout rapports fréquents ; soif vive ; chaleur naturelle du tronc et des extrémités ; même état le reste de la journée ; prescriptions de la veille, sauf les sangsues.

6 *juillet :* La réaction se prononce de plus en plus ; la chaleur générale se maintient; le pouls conserve de la fréquence et de la vivacité; la langue est

toujours blanchâtre ; soif; nausées; encore quelques vomissemens et quelques selles.

7 *juillet :* Même état ; les hypochondres sont sensibles à la pression. Seize sangsues sont appliquées sur ces régions ; du reste, prescription de la veille.

Dans la journée, les urines, qui, les jours précédens, étaient rares et presque nulles, deviennent très-abondantes et avec leur apparence ordinaire ; (cataplasmes aux hypochondres et aux extrémités.)

8 *juillet :* Les vomissemens et les selles ont cessé ; le pouls conserve son élévation et sa fréquence. La chaleur générale se maintient ; sommeil complet et naturel.

Les jours suivans, le malade faible pendant longtemps, reprend peu à peu l'usage de ses membres excoriés, qui ne tendent pas à guérir. Quelques alimens légers lui sont donnés avec précaution et n'occasionnent aucun accident. Après avoir recouvré des forces suffisantes, G.— part avec un congé de convalescence pour son pays, le 22 juillet 1832.

TRENTIÈME OBSERVATION.

CHOLÉRA NON SPASMODIQUE; RÉACTION FACILE.

22 ans; forte constitution; tempérament sanguin; trois jours d'invasion; quinze jours d'hôpital. Diarrhée; vomissemens; congestion cérébrale; irritation gastro-intestinale; guérison; convalescence facile.

T.— (Auguste victor), fusilier au 26e régiment de ligne, né à Tonnerre, département de l'Yonne, âgé de 22 ans, d'une taille moyenne, fortement constitué, d'un tempérament sanguin, mangea dans la soirée du 29 *juin* un ragoût aux haricots. Dans la nuit, il est pris de diarrhée. Celle-ci continue le 30, et sur le soir des vomissemens surviennent. La journée du 1er juillet se passe dans cet état; il entre à l'hôpital militaire de Metz, *le 2 juillet, à sept heures du matin*, dans l'état suivant: Visage coloré; traits peu altérés; langue blanchâtre et plate; soif intense; respiration faible; pouls développé et faiblement accéléré; abdomen indolore; peau chaude partout, à l'exception des pieds et des mains où elle l'est moins; tête lourde, pesante; tendance à l'assoupissement, laquelle est interrompue de temps à autre par des nausées, des vomissemens, et par la diarrhée. La matière des selles est jaunâtre et liquide. Urines rares.

(Diète ; moyens convenables pour entretenir la chaleur ; infusum de menthe poivrée édulcoré ; potions gommeuses laudanisées ; lavemens avec la décoction de têtes de pavot amylacée ; cataplasmes sinapisés aux mollets, lesquels sont au bout de plusieurs heures, remplacés par des cataplasmes émolliens; cataplasmes émolliens sur l'abdomen ; dix sangsues à chaque tempe.)

Le 2 juillet au soir: Douleur de tête faiblement diminuée ; pommettes froides ; langue blanchâtre et froide ; douleur à l'épigastre ; vomissemens de matières vertes et liquides ; selles arrêtées ; extrémités inférieures froides ; pouls fréquent et développé.

(Trente sangsues à l'épigastre ; limonade gommeuse.)

Dans la nuit, la céphalalgie et la douleur épigastrique diminuent ; le malade dort d'une heure à trois. A son réveil, presque plus de douleur à l'estomac ; à cinq heures, vomissemens très-abondans de matières verdâtres d'une couleur foncée.

Dans la journée du 3 juillet, même état ; mêmes prescriptions.

4 *juillet:* Nulle céphalalgie ; nulle douleur à l'épigastre, ni ailleurs ; langue rouge à sa pointe et à ses bords, blanchâtre à sa face supérieure ; respiration libre ; pouls peu développé et peu accéléré ; état moral très-satisfaisant.

(Limonade gommeuse ; potions gomm. acidulées. Cataplasmes aux mollets et sur l'abdomen ; fomentations avec l'oxycrat sur le front.)

5 *juillet : Idem — idem.*

6 *juillet*: L'état de rougeur persévérant des bords et de la pointe de la langue, nécessite une application de quinze sangsues à l'épigastre; du reste, continuation des prescriptions de la veille.

Le 7 juillet: L'état du malade est très-satisfaisant; l'appétit se montre; il voudrait se promener. La nuit du 7 au 8 se passe dans un sommeil parfait.

Les 8, 9 et 10 *juillet:* L'état du malade est tel que des alimens peuvent, dès-lors, lui être donnés. Ses forces reparaissent bientôt, et sa convalescence courte et facile, lui permet de sortir complètement guéri le 15 juillet 1832.

TRENTE-UNIÈME OBSERVATION.

CHOLÉRA SPASMODIQUE.

26 ans; bonne constitution; tempérament sanguin; deux jours d'invasion; dix-neuf jours d'hôpital: borborygmes; diarrhée; vomissemens; crampes; congestion cérébrale; irritation gastro-intestinale et des lombes; guérison complète et courte convalescence.

C.— sapeur au 2e régiment du génie, âgé de 26 ans, d'un embonpoint médiocre, et d'un tempérament sanguin, entra à l'hôpital militaire de Metz, *le 3 juillet à huit heures du matin.*

Le dimanche précédent, 1er juillet, à l'inspection du matin, il se sentit atteint d'un malaise général, de borborygmes, et fut obligé d'aller à la selle. Il rendit sans douleur une grande quantité de matières claires et vertes. Les selles se répétèrent, et toutefois, le lendemain, ne l'empêchèrent pas d'aller au travail. Il fut occupé, les pieds dans l'eau, à un pont. Cependant, poursuivi par le mal, il demanda à venir à l'hôpital. A son arrivée, il présentait les symptômes suivans :

Violent mal de tête; visage abattu et altéré; yeux enfoncés; langue sans changement notable; respiration faible; pouls petit et accéléré; vomissemens de matières vertes mêlées à des débris de haricots; selles; borborygmes; crampes aux mollets dès le moindre mouvement. Le malade accuse une légère douleur vers les flancs qui augmente à la pression. (Diète; chaleur entretenue; eau de riz gommeuse; potion gommeuse; lavement avec décoction de pavot amylacée; saignée du bras de huit onces (on ne peut tirer qu'une once de sang); dix sangsues à chaque flanc; à leur chute, cataplasmes sur l'abdomen; cataplasmes sinapisés aux mollets.)

Le 3 juillet au soir : Persistance de la douleur lombaire; vomissemens copieux et répétés de liquides verdâtres; ces liquides paraissent n'être que la boisson colorée par la bile.

(Vingt-quatre sangsues sont appliquées aux lombes vers les points douloureux.)

Le 4 juillet au matin : Céphalalgie intense; vives douleurs à l'hypogastre, lesquelles augmentent à la moindre pression. Du reste, mêmes symptômes que la veille.

(Diète ; vingt-cinq sangsues à l'hypogastre ; après leur chute, cataplasme laudanisé sur cette partie ; cataplasmes sinapisés aux mollets et aux pieds ; infusum de bouillon blanc ; potions gommeuses ; lavemens émolliens.)

4 *juillet au soir:* plus de céphalalgie ; assez grande tranquillité ; pouls presqu'insensible ; extrémités froides ; nausées ; puis nouveaux vomissemens d'une petite quantité de liquides verdâtres ; hoquets.

La glace calme les hoquets. Les cataplasmes sinapisés des mollets et des pieds sont renouvellés.

5 *juillet au matin:* Vomissemens répétés dans la nuit de matières vertes, en petite quantité ; langue rosée à sa pointe et à ses bords, blanchâtre à sa surface ; soif vive ; pouls petit et fréquent ; douleur légère à l'épigastre, qui s'accroit dans la journée et qu'augmente la pression ; hoquet de temps à autre que le malade attribue à la tisanne ; sueur générale et froide ; le malade désire de la glace qui lui est donnée par petits glaçons, de quart d'heure en quart d'heure ; il lui est recommandé de ne pas avaler les glaçons. (Diète ; limonade tartrique ; potion gommeuse acidulée ; cataplasme laudanisé sur l'abdomen ; cataplasmes sinapisés aux mollets et aux cuisses.)

Le 5 juillet au soir: Douleur vive aux mollets ; chaleur générale très-grande ; glace vivement appétée et administrée.

6 *juillet au matin:* Urines abondantes ; vomissemens dès que le malade boit ; du reste, amélioration notable. (Mêmes boissons et potions ; catapl. abd. mollets, etc.)

6 *juillet au soir :* Ni selles, ni vomissemens dans la journée; extrémités fraîches,

Le 7 juillet au matin : Le malade a dormi; sentiment de faiblesse; pointe et bords de la langue rosés, surface grisâtre; pouls petit et fréquent; extrémités fraîches. (Mêmes prescriptions qu'hier.)

Le 8 juillet : Désir du repos; membres chauds; amélioration croissante.

Les 9, 10 et jours suivans : L'amélioration va en augmentant; toutes les fonctions reprennent leur liberté; les forces se relèvent, l'appétit se montre et peut être satisfait sans inconvénient.

C.— sort parfaitement guéri de l'hôpital, le 22 juillet 1832.

TRENTE-DEUXIÈME OBSERVATION.

CHOLÉRA SPASMODIQUE; RÉACTION COMMENÇANTE.

20 ans; bonne constitution; tempérament sanguin; deux jours d'invasion; deux jours d'hôpital : diarrhée; crampes générales; vomissemens; congestion cérébrale et gastro-entéro-colite; traitement antiphlogistique et révulsif très-actif et infructueux; mort.

M.—(Pierre), fusilier au 65e régiment de ligne, âgé de 20 ans, d'une forte constitution, d'un tempérament sanguin, entra à l'hôpital militaire de

Metz, *le 3 juillet* 1832 *à sept heures et demie du matin.* Le 1er juillet il s'était trouvé mal à son aise.

Le 2, étant au poste de l'arsenal, il se sentit pris de mal de ventre ; alla à la selle ; fit d'abord des matières solides ; puis les selles se renouvellant, il ne rendit plus que des matières liquides et verdâtres. Des crampes se manifestèrent bientôt dans tous les membres.

3 *juillet à* 8 *heures du matin :* Visage livide et altéré ; pouls très-petit et à peine sensible ; épigastre douloureux ; crampes dans tous les membres. Un bain tiède est administré ; à l'issue du bain vomissemens de matières liquides vertes, remplies de débris de haricots mangés la veille. A la suite des vomissemens, assoupissement de plusieurs heures ; point d'urines.

(Diète ; chaleur développée et entretenue avec flanelles et cruchons d'eau chaude ; limonade tartrique ; potions acidulées ; saignée de huit onces (le sang sort en petite quantité) ; quinze sangsues à l'épigastre ; sinapismes aux extrémités.)

Dans la journée, selles copieuses de matières verdâtres qui soulagent le malade, et qui sont suivies d'un nouvel assoupissement. Dix nouvelles sangsues sont appliquées le soir sur l'épigastre.

Nuit du 3 *au* 4 *juillet :* Crampes dans tous les membres et douleurs vives à la région lombaire ; vomissemens de matières vertes.

4 *juillet :* Malgré les douleurs de la nuit, le malade dit être mieux qu'hier ; toute la langue est sèche, rouge à sa pointe et à ses bords ; soif vive ;

pouls petit et concentré; douleurs vers les hypochondres,

(Trente sangsues aux hypochondres; cataplasme après la chute des sangsues; vésicatoires aux mollets; large cataplasme sur l'abdomen; fomentations avec l'oxycrat sur le front.)

4 *juillet au soir :* Pouls presqu'imperceptible; agitation continuelle; extrémités froides; soif moins vive.

(Cataplasmes sinapisés aux bras; vésicatoires aux cuisses.)

5 *juillet :* Aggravation des symptômes; (cataplasmes sur l'abdomen et aux membres).

Mort à sept heures du matin.

Nécropsie. *Tête*. Adhérences aux régions pariétales de la duremère avec le cerveau dont les deux lobes, coupés par tranches, sont parsemés de points colorés, et de goutelettes de sang. Les ventricules latéraux contiennent une sérosité rougie. La consistance du cerveau vers sa partie supérieure parait un peu moindre qu'ailleurs.

Le *Cervelet* est moins injecté, assez consistant; le *mésocéphale* est à l'état normal; la surface de la moëlle est parcourue par des veines injectées.

Thorax : La *trachée artère* offre à sa surface interne et en arrière, une rougeur assez vive formant un ruban interrompu de distance en distance.

Poumons peu développés; sains, à leur partie antérieure; engorgés de sang à leur partie postérieure,

Cœur très - volumineux. Ventricule gauche contenant une once et demie d'un sang noir, liquide, non poisseux.

Abdomen. Œsophage : La muqueuse est faiblement rosée.

Estomac: Plein, moitié d'un liquide porracé; moitié de gazs qui s'échappent dès que l'organe est percé. Légères plaques rouges vers sa grande courbure. Arborisations et pointillé inflammatoire vers la petite courbure ainsi qu'au petit cul-de-sac et près du pylore. Toutes ces parties paraissent avoir été le siége d'une irritation très-vive.

Duodénum : Sain ; membrane muqueuse présentant un enduit jaunâtre ; *jéjunum* et *iléon* offrant ça et là quelques plaques folliculeuses. Vers la fin de l'iléon, il y en a une de deux pouces de long sur quinze lignes de large.

Cœcum : Sain; *colon :* contient des matières semi-liquides ayant la consistance et la couleur du chocolat à l'eau. Vers la fin du colon transverse, traces d'inflammation, c'est-à-dire, injection très-vive de la membrane. A la fin du *rectum*, rougeur très-intense.

Reins : A l'état naturel ; *vessie* contractée, appliquée au pubis; à parois très-épaissies, faiblement colorées ; vide d'urine *rate* volumineuse et à l'état ordinaire.

Foie : Sain; vésicule dilatée et remplie de bile verte et brune.

TRENTE-TROISIÈME OBSERVATION.

CHOLÉRA ALGIDE ; POINT DE RÉACTION.

24 ans ; faible constitution ; tempérament lymphatique ; six heures d'invasion ; trois jours de maladie ; indigestion de cerises ; diarrhée ; vomissemens ; crampes violentes ; froid général ; irritation gastro-intestinale ; coma ; agitation ; traitement antiphlogistique et révulsif ; mort le quatrième jour.

Ch. —fusilier au 65e régiment de ligne, d'une faible constitution, d'un tempérament lymphatique et âgé de vingt-quatre ans, mangea une livre de cerises le 3 juillet au soir. Le lendemain 4 *juillet à quatre heures du matin*, il fut pris de diarrhée, de coliques, de vomissemens et de crampes. Arrivé à l'hôpital militaire de Metz à dix heures et demie du matin, on apprend qu'il en est sorti depuis peu de temps, guéri d'une fièvre intermittente. Il est alors froid presque partout, mais notamment aux membres. Les coliques auxquelles il est en proie sont suivies de déjections grisâtres, liquides, et parsemées de flocons albumineux blanchâtres. Les vomissemens sont liquides et donnent issue à des débris de végétaux. La langue est brunâtre et froide ; la soif n'est pas pressante ; le pouls est presque nul. Coma et agitation alternatifs. Un point douloureux se présente vers l'hypochondre droit.

(*Prescription.* Le malade est entouré de moyens calorifiques; vingt sangsues à la région épigastrique; larges cataplasmes sinapisés aux mollets; lavemens avec la décoction de têtes de pavot et l'amidon; frictions aux membres et aux parties du tronc qui sont accessibles avec le vinaigre aromatique; pour boisson, eau de riz.)

4 juillet, dans l'après-midi: Continuation de la douleur abdominale ; dyspnée; hoquets fréquens; soif vive; peau moite; puis sueurs générales; pouls imperceptible. Le malade dit se trouver mal.

(Limonade gommeuse; cataplasme laudanisé à l'épigastre; cataplasmes sinapisés aux pieds; continuation des frictions aromatiques.)

Le 5 juillet au matin: Le malade est dans le même état que la veille. Les extrémités ne se réchauffent pas; les vomissemens continuent, ainsi que les crampes des mollets; soif vive; pouls insensible.

(On entretient la révulsion vers les extrémités; mêmes boissons.)

Le 6 juillet: Visage et langue glacées; dysurie; il se plaint beaucoup des crampes; selles jaunes blanchâtres; du reste, mêmes symptômes que la veille.

(Vingt sangsues aux régions iliaques qui paraissent sensibles au toucher; cataplasmes sur l'abdomen; cataplasmes sinapisés aux mollets; vésicatoires aux cuisses; fomentations au front avec l'oxycrat; potion avec l'infusum de bouillon blanc.)

Mort le 7 juillet, à trois heures du matin.

TRENTE-QUATRIÈME OBSERVATION.

CHOLÉRA SPASMODIQUE ; RÉACTION PROMPTE ET HEUREUSE.

36 ans ; constitution robuste ; tempérament sanguin ; dix heures d'invasion ; dix-sept jours d'hôpital ; diarrhée ; vomissemens ; crampes ; irritation gastro-céphalique ; dyspnée ; guérison rapide.

F.— fusilier au 26e régiment de ligne, d'une forte constitution et d'un tempérament sanguin, âgé de 26 ans, entra à l'hôpital militaire de Metz, *le 5 juillet 1832, à dix heures du matin.*

Il venait d'être pris la nuit dernière, à minuit, de coliques, de diarrhée et de vomissemens. La veille au soir, il avait mangé avec ses camarades, et ne s'était point senti incommodé. *Le 5 juillet, à six heures et demie du matin*, il fut pris de faiblesse et tomba de sa hauteur.

Arrivé à l'hôpital militaire de Metz, il était dans l'état suivant : Face livide ; tête lourde et douloureuse ; langue blanchâtre à sa surface, rougeâtre à ses bords ; vomissemens muqueux, blanchâtres ; selles ; peau refroidie ; pouls petit et concentré ; dyspnée ; douleur intense à l'hypogastre et aux régions iliaques ; crampes aux mollets.

(*Prescription:* Saignée du bras de huit onces; dix sangsues à chacune des régions iliaques ; sinapismes aux mollets; fomentations avec l'oxycrat sur le front; limonade gommeuse; lavemens avec décoction de têtes de pavots et l'amidon.

Le 5 juillet, à onze heures du matin, la céphalalgie a diminué; le pouls a pris du développement et de l'ampleur ; la peau est chaude; il y a vomissemens de matières blanchâtres; du reste, la journée se passe tranquillement.

Le 6: abattement, mais amélioration notable; tous les symptômes notés hier sont affaiblis ; l'urine a été rendue le matin sans difficulté . Il y a quatre selles, mais pas de vomissemens.

(Mêmes boissons, mêmes lavemens; cataplasmes sur l'abdomen et aux mollets.)

Les jours suivans, F.—, évacué à la salle des convalescens , ne tarde pas à reprendre des forces, et à présenter ensuite tous les caractères d'une santé parfaitement rétablie.

Il sort guéri, le 22 juillet 1832.

TRENTE-CINQUIÈME OBSERVATION.

CHOLÉRA SPASMODIQUE; RÉACTION FACILE.

21 ans ; bonne constitution ; tempérament bilieux ; trente quatre heures d'invasion ; dix-sept jours d'hôpital ; diarrhée ; vomissemens ; crampes ; irritation gastro-intestinale ; congestion cérébrale ; guérison.

R.— de la 10ᵉ compagnie des ouvriers d'artillerie, âgé de 21 ans, d'une bonne constitution, et d'un tempérament bilieux, fut pris *le 4 juillet, à onze heures du matin*, de diarrhée, de vomissemens et de crampes, sans qu'il pût en rapporter l'origine à une cause particulière. Le bruit s'étant répandu que le *vinaigre* était un moyen efficace de guérir les cholériques, des femmes s'empressèrent d'en administrer un demi verre à R.—

Le 5 juillet 1832, *à neuf et demie du soir*, R.— arriva à l'hôpital dans l'état suivant : Visage livide ; yeux enfoncés dans les orbites ; céphalalgie ; langue rougeâtre à ses bords ; peau refroidie ; membres supérieurs couverts d'une sueur froide et abondante ; crampes aux mollets ; douleur dans tout l'abdomen ; pouls très-peu développé ; respiration faible.

(*Prescription :* Limonade gommeuse ; cataplasmes

sinapisés aux mollets ; dix sangsues à l'épigastre, dix à chacune des régions iliaques ; on réchauffe le malade par les moyens ordinaires.

Le 6 *juillet :* La soif est intense et incessamment renouvellée ; le pouls est plus développé que la veille et présente de la vivacité. Du reste, même état qu'hier. Il n'y a qu'une seule selle dans la journée et pas de vomissemens. Le malade sommeille dans la nuit du 6 au 7 juillet.

(Mêmes boissons ; cataplasmes sur l'abdomen et aux mollets.)

Le 7 *et le* 8 *juillet :* Même état satisfaisant ; les urines qui s'étaient montrées dès hier, continuent ; calme ; repos.

(Mêmes prescriptions que la veille.)

Le 9 *:* La face s'injecte ; le pouls s'élève ; tout annonce une congestion cérébrale qui se dissipe sous l'influence d'une saignée du bras.

Les jours suivans, tous les symptômes morbides disparaissent ; R.— reprend toute sa présence d'esprit, et ses forces, qu'une alimentation progressive excite. Il sort de l'hôpital, complètement rétabli le 22 juillet 1832.

TRENTE-SIXIÈME OBSERVATION.

CHOLÉRA SPASMODIQUE.

30 ans ; forte constitution ; tempérament sanguin ; treize heures d'invasion ; dix jours d'hôpital. Etourdissemens ; diarrhée ; congestion cérébrale ; irritation du gros intestin ; irritation de l'estomac ; guérison.

S.— (Claude), maréchal des logis au 9e régiment d'artillerie, né à Villers, département du Jura, âgé de 30 ans, d'une forte constitution, d'un tempérament sanguin, se trouva mal à son aise *le 3 juillet* 1832, *à quatre heures du soir*. Dans la nuit qui suivit, vers onze heures, il se sentit pris, au lit, par des étourdissemens. Lorsqu'à quatre heures du matin, le 4 juillet, il essaya de se lever, il lui était impossible de se tenir debout; il avait la diarrhée.

Arrivé à l'hôpital militaire de Metz, le même jour, 4 *juillet, à cinq heures et demie du matin*, la diarrhée paraissait un peu calmée. Mais il avait à chaque instant des vomissemens copieux d'un liquide albumineux, quelquefois verdâtre; des crampes aux bras et aux jambes; sa physionomie était colorée; la chaleur de la peau naturelle; la langue sèche et rouge à ses bords; soif vive; la tête lourde et douloureuse intérieurement. Le malade accusait, en outre, une faiblesse générale ; le pouls était fréquent et peu développé.

(*Prescription :* Saignée de douze onces au bras ; cataplasmes sinapisés aux mollets; large cataplasme sur l'abdomen; limonade gommeuse; potions gommeuses acidulées.)

4 *juillet, dans l'après-midi:* Soulagement considérable par l'effet de la saignée pratiquée; soif moindre; peau chaude et moite; déjection des urines; selle; calme et léger sommeil.

5 *juillet:* Amélioration notable; tête libre; respiration facile; point de douleurs; les selles ont continué la nuit; le pouls conserve de la fréquence. (Mêmes boissons; vingt sangsues à la marge de l'anus; cataplasmes sur l'abdomen et aux mollets.)

6 *juillet:* Etat très-satisfaisant sous tous les rapports; sommeil pendant la journée. (Mêmes boissons; cataplasmes; bain de siège,)

A dix heures du soir, il accuse une douleur à l'épigastre, région sur laquelle douze sangsues sont appliquées et remplacées ensuite par un cataplasme.

Dans la nuit, la douleur épigastrique disparait.

Le 7 juillet au matin, S.— est dans le meilleur état possible; à tel point même qu'il se sentirait dans le cas de manger, si on croyait pouvoir lui donner des alimens.

Mais l'état de faiblesse et d'abattement dans lequel il se trouve, la fréquence des selles, rendent la circonspection indispensable, ainsi que la continuation des moyens employés.

Enfin, après avoir repris ses forces par une alimentation graduée et modérée, S.— sort de l'hôpital, parfaitement guéri, le 15 juillet 1832.

TRENTE-SEPTIÈME OBSERVATION.

CHOLÉRA ALGIDE ET SPASMODIQUE VIOLENT.

24 ans ; forte constitution ; tempérament sanguin ; quatre heures d'invasion ; quatre jours de maladie ; diarrhée ; vomissemens et crampes violentes ; coliques très-vives ; irritation gastro-céphalique ; traitement antiphlogistique et révulsif ; amélioration momentanée ; mort.

R.— canonnier au 9e régiment d'artillerie, âgé de 24 ans ; d'une forte constitution, d'un tempérament sanguin, est pris, *le 7 juillet* 1832, *à six heures du matin*, de diarrhée, bientôt suivie de vomissemens et de crampes violentes,

Arrivé à dix heures à l'hôpital, R.— est d'abord placé dans une salle de fiévreux, puis apporté dans la salle des cholériques ; il présente les phénomènes suivans : Visage livide et froid ; langue et extrémités froides ; soif très-vive ; vomissemens à chaque instant, lesquels semblent n'être que le rejet des boissons avalées avec avidité et en grande quantité ; crampes aux jambes presque continuelles, lesquelles arrachent des cris ; selles liquides parsemées de flocons albumineux ; pouls petit et concentré.

(*Prescription :* Vingt-cinq sangsues à l'épigastre ; puis large cataplasme sur l'abdomen ; cataplasmes sinapisés aux mollets et aux bras, où ils sont, comme à l'ordinaire, remplacés par des cataplasmes simples, après avoir produit de la rougeur ; limonade gommeuse ; potion gommeuse acidulée ; lavement avec la décoction de têtes de pavot.)

7 *juillet, dans l'après-midi :* La soif est toujours très-vive ; les vomissemens de matières liquides et verdâtres se succèdent toujours ainsi que les selles qui sont accompagnées de très-fortes coliques ; hypochondre droit sensible à la pression.

(Sinapismes au dos des pieds et aux mollets ; quinze sangsues sur l'hypochondre droit ; deux quarts de lavemens opiacés et amylacés.)

8 *juillet :* Point d'amélioration ; même état que la veille ; la tête est douloureuse ; l'épigastre et le reste de l'abdomen, lorsqu'ils sont pressés, sont également douloureux ; pouls petit et mou.

(Vingt-cinq sangsues à l'épigastre ; cataplasmes sinapisés au dos des pieds ; mêmes boissons et lavemens.)

8 *juillet, dans l'après-midi :* La douleur de tête est diminuée ainsi que celle de l'épigastre ; mais les selles continuent, quoique peu abondantes chaque fois ; un ténesme les remplace souvent. Agitation et sommeil alternatifs.

(Larges cataplasmes sur tout l'abdomen ; cataplasmes aux jambes et aux pieds ; vésicatoires aux cuisses ; frictions avec le vinaigre aromatique sur toute la peau ; quart de lavemens amylacés et avec la décoction de têtes de pavot.)

9 *juillet :* Face colorée ; pouls petit et concentré ; du reste, même état.

(Saignée du bras de six onces; mêmes boissons, lavemens, cataplasmes; vésicatoires entretenus.)

9 *juillet au soir:* Un peu de calme; somnolence; pour diminuer la soif, qui est devenue, pour ainsi dire, inextinguible, de petits glaçons sont mis, de temps à autre, dans la bouche du malade.

10 *Juillet:* Assoupissement continuel ou agitation; langue blanchâtre à sa surface, colorée à ses bords; pouls toujours petit et accéléré; douleur vive à l'épigastre et vers l'hypochondre droit.

(Vingt sangsues sont appliquées sur ces dernières régions et remplacées par des cataplasmes émolliens; nouveaux cataplasmes sinapisés aux pieds; cataplasmes aux mollets; fomentations avec l'oxycrat sur le front; mêmes boissons.)

10 *Juillet au soir:* agitation; le malade se découvre à chaque instant, arrache ses sangsues; soif vive et continuelle.

11 *Juillet:* Pendant la nuit et à la visite, R.— dort les yeux entr'ouverts. Du reste il y a un peu de calme; face toujours colorée; pouls filiforme et presque imperceptible. (mêmes prescriptions.)

Dans la journée du 11. l'agitation recommence; et le soir à 9 heures, mort.

TRENTE-HUITIÈME OBSERVATION.

CHOLÉRA ALGIDE ET SPASMODIQUE.

24 ans; forte constitution; tempérament bilieux; dix heures d'invasion; deux jours de maladie. Dévoîement; coliques; vomissemens; crampes; selles et vomissemens continuels que rien n'arrête; soif inextinguible. Mort; nécropsie.

C. — (Pierre) fusilier au 65ᵉ Régiment de ligne âgé de 24 ans, d'une forte constitution et d'un tempérament bilieux, avait depuis six jours un dévoiement de matières vertes et jaunes, qui l'obligeait d'aller à la selle quatre ou cinq fois par jour, et qui ne l'empêchait pas du reste de faire son service et de suivre ses habitudes.

Tout à coup, *le 7 juillet* 1832, *à minuit*, il est pris de coliques; puis de crampes, vers huit heures du matin. Arrivé à l'hôpital, à onze heures, on observe ce qui suit: visage livide; vomissemens fréquens d'un liquide blanchâtre exhalant l'odeur du vin. Le malade dit avoir bu avant d'entrer à l'hôpital, un litre de vin sucré. La langue est fraîche, rose sur ses bords, blanchâtre à sa surface; soif vive; des selles fréquentes ont lieu et donnent issue à un liquide blanchâtre tenant en suspension des flocons blanchâtres, albumineux; les extrémités sont froides; le pouls est concentré; des crampes se montrent à la jambe gauche où se voient des varices que le malade dit porter depuis six ans.

Prescriptions : Vingt sangsues à l'épigastre ; après leur chute, cataplasme émollient sur tout l'abdomen ; cataplasmes sinapisés aux mollets ; lavement amylacé et opiacé ; eau-de-riz ; boule d'eau chaude aux pieds ; camisoles de flanelle et autres moyens colorigènes ordinaires.

7 *Juillet dans l'après-midi :* Soif toujours très-vive ; les selles continuent et donnent issue à des matières blanchâtres contenant des haricots entiers ; les vomissemens ne font plus sortir que les liquides ingérés ; le pouls est toujours petit, fréquent, concentré ; les crampes sont moindres ; les extrémités toujours froides ; le visage est complétement cyanosé.

(Cataplasme émollient sur l'abdomen et sur les mollets ; limonade à la glace ; fomentations avec l'oxycrat sur le front.)

8 *Juillet :* La nuit du 7 au 8 a permis au malade de reposer un peu. Le matin, mêmes symptômes que la veille ; vomissemens et selles à chaque instant ; soif toujours très-vive ; l'hypochondre gauche témoigne de la douleur à la pression.

Prescription : Vingt cinq sangsues à l'hypochondre gauche ; cataplasmes sinapisés aux pieds et aux bras ; cataplasmes émolliens sur l'abdomen et les mollets ; mêmes boissons ; potion laudanisée, avec l'infusion de bouillon blanc.

8 *Juillet à midi :* Le malade se plaint de ne pouvoir uriner depuis vingt quatre heures ; du reste même état ; continuation des selles et des vomissemens.

(Vingt sangsues à l'anus ; vésicatoires aux cuisses ; cataplasmes sinapisés aux mollets ; cataplasmes émolliens sur l'abdomen ; boissons et potions de la veille.)

Toute la journée se passe dans le même état, c'est-à-dire, selles, vomissemens, agitation et somnolence avec soif intense, inextinguible, que des glaçons introduits dans la bouche ne peuvent calmer.

Mort le 9 juillet, à 9 heures du soir.

Nécrop. Tête. Encéphale. Adhérence pariétale avec les lobes du cerveau. Les enveloppes de l'encéphale et l'encéphale lui-même sont gorgés de sang ; celui-ci s'échappe en gouttelettes nombreuses des diverses sections du cerveau. Les ventricules latéraux contiennent une sérosité rousseâtre. Une collection de ce liquide plus abondante, se rencontre à la portion lombaire de la moëlle.

Thorax. Poumons sains mais gorgés de sang ; *Cœur* gorgé dans ses cavités droites de sang noir, épais et poisseux.

Abdomen. Les *Epiploons* et la surface extérieure des intestins sont d'une couleur rose approchant du rouge ; l'*Estomac* est le siége d'une injection pointillée dont la teinte varie du rose pâle au brun foncé. C'est vers le grand cul-de-sac que cette dernière nuance est le plus marquée.

Le *duodénum* présente à l'intérieur une injection ramifiée ; le *jéjunum* est moins coloré, mais l'*iléon* présente de nouveau cette coloration, et de plus un nombre prodigieux de follicules muqueux grossis. L'*intestin grêle* est rempli d'un liquide blanc, crêmeux, augmentant de consistance à mesure qu'on s'approche de la valvule iléocœcale près de laquelle il présente la consistance de la bouillie.

La portion ascendante et transverse du *colon*, offre une teinte rose ramifiée. Sa portion descendante est brune et sans apparence d'injection. Le *rectum* est presque noir. Le liquide qui remplit le gros intestin, est consistant et couleur rose.

La *vessie* est vide, fortement rétractée vers le pubis et sans trace d'inflammation.

TRENTE-NEUVIÈME OBSERVATION.

CHOLÉRA ALGIDE ET SPASMODIQUE, AVEC RÉACTION GASTRO-CÉPHALIQUE SUIVI DE GUÉRISON.

27 ans; forte constitution; tempérament sanguin; dix heures d'invasion; trente-sept jours d'hôpital. Vomissemens; diarrhée; douleur ombilicale très-vive; puis douleur dorso-lombaire; irritation gastro-céphalique; crampes et agitation prolongées; traitement très-actif; guérison.

L.— fusilier au 26e régiment de ligne, âgé de 27 ans, d'une forte constitution, d'un tempérament sanguin, fut apporté à l'hôpital, *le* 9 *juillet*, *à quatre heures du matin*. Depuis la veille à six heures du soir, il se sentait incommodé par suite d'un repas dans lequel il avait mangé des haricots. A minuit, il était saisi de vomissemens, de diarrhée et surtout d'une vive douleur à l'ombilic.

Le 9 juillet au matin: Somnolence, accablement profond; yeux demi fermés et cerclés; langue chargée d'un limon blanchâtre, froide ainsi que les lèvres, le nez, les mains et les pieds; soif vive; vomissemens à chaque instant; pouls difficile à sentir; cyanose des extrémités supérieures et inférieures; engourdissement et crampes à ces dernières. La douleur de l'ombilic est si intense, qu'elle oblige le malade à des mouvemens continuels. Celui-ci désire dormir et ne le peut.

(*Prescriptions:* Flanelles, cruchons, pour entretenir, pour exciter et fournir du calorique. Trente sangsues vers l'ombilic et après leur chute, large cataplasme émollient sur l'abdomen; cataplasmes sinapisés aux mollets; limonade gômmeuse et glaçons; fomentations avec l'oxycrat sur le front.

9 *juillet, à midi:* Face colorée; soif vive; douleur épigastrique.

(Vingt sangsues à l'épigastre; continuation des prescriptions du matin.)

Dans la soirée, l'intensité des coliques engage à mettre le malade dans un bain à 25 degrés, où il ne peut rester que dix minutes. A sa sortie, des cataplasmes émolliens sont appliqués sur l'abdomen et aux membres inférieurs.

Plus tard, il accuse une grande douleur dans le dos qui cause de l'agitation; pouls petit et fréquent; soif vive; du reste, mêmes symptômes que ci-dessus.

Prescription : Vésicatoires aux cuisses ; cataplasmes sinapisés aux mollets et aux pieds ; fomentations avec l'oxycrat sur le front.

Dans la nuit du 9 au 10 juillet, *à onze heures du soir*, il y a de l'amélioration ; mais la douleur dorsale persévérant, un large cataplasme laudanisé est appliqué sur le lieu douloureux.

A minuit, selles fréquentes ; douleurs lombaires très-vives ; agitation ; cris continuels ; peau froide ; face colorée ; langue humide et froide ; soif intense ; pouls petit, fréquent et difficile à sentir.

10 *juillet au matin :* Même état. (*Prescrip. :* Mêmes boissons que la veille ; vingt sangsues aux lombes ; puis application sur cette région d'un emplâtre de poix de Bourgogne ; cataplasmes à l'épigastre, aux mollets et aux pieds.

Dans la journée du 10. Coma ; vomissemens par régurgitation ; selles ; langue rouge ; soif brûlante ; pouls petit et concentré ; le malade se découvre à chaque instant, accusant une chaleur insupportable.

Le soir : Sensibilité manifeste à l'épigastre, où quinze sangsues sont appliquées ; fomentations avec l'oxycrat.

L'insomnie continue dans la nuit ainsi que l'agitation ; le malade arrache ses sangsues ; il délire ; il veut partir.

11 *juillet :* Même état ; continuation des médications précédentes.

Les 12 *et* 13 *juillet, et jours suivans*, l'irritation gastro-céphalique se calme insensiblement par la continuation des mêmes soins et des mêmes moyens, sauf les évacuations sanguines que l'état de L.— ne comporte plus.

Ce malade reprend ensuite ses facultés; il recouvre son appétit, et sort parfaitement guéri de l'hôpital, le 15 août 1832, trente-sept jours après son entrée.

QUARANTIÈME OBSERVATION.

CHOLÉRA SPASMODIQUE.

25 ans; faible constitution; tempérament sanguin; quinze heures d'invasion; seize jours d'hôpital; indigestion; diarrhée; vomissemens; crampes; irritation gastro-intestinale très-vive; *faim;* congestion cérébrale légère; traitement antiphlogistique et révulsif; guérison; courte convalescence.

R.—, fusilier au 65e régiment de ligne, âgé de 25 ans, d'une faible constitution, d'un tempérament sanguin, tomba malade le 8 juillet 1832, à cinq heures du soir. Il venait de manger des cerises et de boire de la bière. Toute la nuit du 8 au 9 juillet, le dévoiement le tourmenta.

Le 9 juillet au matin: Céphalalgie susorbitaire; visage exprimant la souffrance; nausées; vomissemens de matières contenant des cerises, des débris de son dîner de la veille; selles presque continuelles de matières très-liquides et blanchâtres; pouls petit et fréquent; douleur vive à l'épigastre et aux régions iliaques; froides mains; crampes aux mollets.

(Diète; glace; quinze sangsues à l'épigastre; vingt-quatre aux régions iliaques; cataplasmes sinapisés aux mollets; fomentation au front avec l'oxycrat.)

Dans la journée, vomissemens de liquides jaunâtres, contenant des gousses de haricots; d'autres fois, lie de vin, contenant des noyaux et des pellicules de cerises; selles verdâtres et floconeuses; soif intense; crampes; agitation.

(Infusum de camomille; cataplasmes sur l'abdomen et sur les membres.)

Dans la nuit: Face colorée; langue colorée; soif intense; pouls peu sensible; respiration gênée; continuation de la douleur abdominale; vomissemens abondans de liquides jaunâtres; selles abondantes de matières blanchâtres et floconeuses; abattement,

(Continuation des prescriptions.)

10 *juillet:* La soif et la sensibilité de l'épigastre continuent; quinze sangsues sont appliquées à l'épigastre; à leur chute, cataplasme sur cette région; limonade tartrique; fomentation avec l'oxycrat sur le front.

Dans la journée, selles sans douleur; vomissemens; *faim:* ce sentiment si inattendu, se renouvelle à plusieurs reprises, malgré la couleur rosée et la sécheresse de la langue; la soif et la vive sensibilité de l'épigastre.

Pendant la nuit, insomnie; mais calme, tranquillité.

11 *juillet au matin:* Mieux être; soif; sensibilité à l'épigastre; vomissemens après l'ingestion d'une

grande quantité de boisson; besoin d'uriner que le malade ne peut satisfaire; peau conservant sa chaleur aux membres; somnolence.

(Nouvelle application de sangsues à l'épigastre; mêmes boissons, fomentations, cataplasmes.)

A partir du 12 *juillet*, l'amélioration progressive du malade est rapide; toutes les fonctions reprennent leur rythme naturel; l'alimentation ne tarde pas à se faire; et les forces promptement revenues, permettent au malade de sortir de l'hôpital, complètement guéri, le 25 juillet 1832.

QUARANTE-UNIÈME OBSERVATION.

CHOLÉRA SPASMODIQUE ET ALGIDE.

22 ans; trois jours d'invasion; quatorze heures d'hôpital; crampes; diarrhée; vomissemens; somnolence; cyanose; réaction faible vers l'encéphale; mort.

B.—, du 2e régiment d'artillerie, âgé de 22 ans, fut pris de crampes dans la journée du 13 juillet 1832. *Le 15, à sept heures du soir*, diarrhée; *à minuit*, vomissemens. Le lendemain, 16, *à cinq heures du matin*, il arrive à l'hôpital, où il présente les phénomènes suivans: Somnolence qui est interrompue de temps à autre par des coliques très-vives; teint livide; yeux enfoncés; soif ardente; langue bleuâtre et sèche; respiration très-faible; pouls presqu'insensible ; douleur à l'abdomen qui est sensible au toucher ; extrémités froides ; ongles bleus ; crampes.

Quarante sangsues sont appliquées à l'épigastre ; sinapismes aux mollets et aux bras ; demi lavement avec la décoction de têtes de pavot et l'amidon.

16 *juillet, à neuf heures du matin :* La cyanose est générale ; la peau du thorax a seule conservé sa chaleur ; la peau des mains est plissée.

A midi, les sinapismes sont levés ; ceux des bras ont seuls agi ; ceux des mollets qui ont été sans effet, sont remplacés par de nouveaux.

A une heure, selle trouble avec filamens muqueux, nageant dans un liquide blanchâtre. Elle se renouvelle à deux heures.

A quatre heures ; selles de matières fécales consistantes.

A six heures, vive céphalalgie. (Vingt sangsues sont appliquées aux tempes.)

A sept heures et demie, mort.

L'autopsie n'a pu être faite.

QUARANTE-DEUXIÈME OBSERVATION.

CHOLÉRA LÉGER, SUIVI D'UNE PROMPTE ET FORTE RÉACTION.

24 ans ; forte constitution ; tempérament sanguin ; cinq heures d'invasion ; trois jours d'hôpital ; dévoiement ; vomissemens ; froid des extrémités ; réaction forte et rapide ; congestion cérébrale ; irritation gastrique ; traitement antiphlogistique ; guérison ; prompte convalescence.

K.— fusilier au 65e régiment de ligne, âgé de 24 ans, d'une forte constitution, d'un tempérament sanguin, se trouve mal à son aise, le 11 *juillet, à cinq heures du soir*. Du dévoiement, des vomissemens ne tardèrent pas à se manifester, et il fut apporté à l'hôpital le même jour à dix heures du soir. Il avait le visage coloré et comme gonflé ; le pouls plein, développé ; il y avait du hoquet, des vomissemens ; les extrémités étaient froides ; le ventre légèrement ballonné ; la région épigastrique était très-sensible à la pression ; un léger assoupissement se faisait remarquer, et coïncidait avec la résolution générale des forces.

Une large saignée du bras fut d'abord pratiquée ; puis vingt sangsues furent appliquées à l'épigastre. La limonade tartrique fut prescrite ainsi que les moyens calorifiques employés chez les autres cholériques.

Sous l'influence de ces moyens, les hoquets, les vomissemens cessèrent; les extrémités se réchauffèrent; la sensibilité de l'épigastre disparut; et quoique l'assoupissement ait tardé à se dissiper, au bout de fort peu de temps, tous les symptômes graves étaient complètement disparus.

K.— sortit parfaitement guéri de l'hôpital, le 24 juillet 1832.

QUARANTE-TROISIÈME OBSERVATION.

CHOLÉRA SPASMODIQUE.

24 ans; bonne constitution; tempérament athlétique; deux heures et demie d'invasion; douze heures de maladie. Mort.

F.— (Laurent), du 26e régiment de ligne, âgé de 24 ans, d'une bonne constitution, d'un tempérament musculaire, allant de corvée au charbon, se trouva mal *le 21 juillet, à sept heures du matin*, et prit un verre d'eau-de-vie.

Bientôt, envies de vomir; vomissemens de matières liquides blanchâtres, albumineuses; selles d'un liquide analogue; crampes.

Apporté à l'hôpital deux heures après, il présente la physionomie cholérique; des vomissemens à la moindre ingestion de boissons; de la diarrhée; la langue blanche et plate; le pouls presque imperceptible; les extrémités froides; des crampes aux mollets.

(*Prescription:* Sinapismes aux mollets; vingt sangsues à l'épigastre; limonade et glace; boules d'eau chaude le long des cuisses et autres moyens calorifiques.

21, *à midi*, presque pas d'amélioration; continuation des crampes; soif ardente; sensibilité au bas de l'abdomen.

(Vésicatoires aux cuisses; nouveaux cataplasmes sinapisés aux mollets; vingt sangsues à l'anus; douze à chacune des régions iliaques; fomentations avec l'oxycrat sur le front; potion avec l'infusum de feuilles d'oranger et le laudanum; glace.)

21, *à cinq heures du soir:* Respiration plus facile; fortes crampes aux mollets; douleur au flanc droit.

(Frictions vinaigrées sur les mollets; vingt sangsues au flanc droit.)

A neuf heures du soir: Plusieurs selles et vomissemens; évacuation d'une petite quantité d'urine; froid des extrémités; abattement profond.

Mort à neuf heures et demie.

Nécropsie. Extérieur: Nulle trace de cyanose; muscles des membres fortement dessinés sous la peau; yeux profondément enfoncés; pommettes saillantes; joues concaves et ridées; doigts rétractés vers la main; ongles violets.

Tête: meninges très-injectées; grande quantité de sérosité interposée entre la duremère et la piemère.

Masses encéphaliques injectées et inaltérées; cordon rachidien non examiné.

Thorax: Poumons adhérens par une multitude de points, réduits à un petit volume, et remplis de sang noir et épais.

Ventricule gauche du cœur contenant sept à huit onces de sang noir, épais, poisseux, semblable à de la gelée de groseille.

Abdomen. Grand épiploon injecté; circonvolutions intestinales pâles. *Estomac* rempli de seize onces d'un liquide incolore, inodore, semblable à de l'eau; il présente çà et là quelques traces d'inflammation. Les *intestins grêles* remplis d'une bouillie blanchâtre, présentaient aussi quelques plaques rouges. Le *gros intestin* offrait des flocons albumineux, et plusieurs ascarides lombricoïdes.

Foie sain; *vésicule biliaire*, considérablement distendue par une bile noirâtre et filante, offrant à sa surface quelques gouttes huileuses,

Rate très-peu volumineuse, gorgée de sang, fragile. *Reins* et uretères sains; *vessie* très-contractée, renfermant dans sa cavité, trois onces d'un liquide transparent et analogue à l'eau de l'estomac.

QUARANTE-QUATRIÈME OBSERVATION.

CHOLÉRA SPASMODIQUE LÉGER.

25 ans ; forte constitution ; tempérament bilieux ; quatre jours d'invasion ; onze jours d'hôpital. Face cholérique ; coliques ; diarrhée et vomissemens blanchâtres ; douleur abdominale ; crampes ; froid des extrémités ; traitement antiphlogistique et révulsif ; guérison rapide.

D. — du 9e régiment d'artillerie, âgé de vingt-cinq ans, d'une bonne constitution, d'un tempérament bilieux, fut pris, sans cause particulière, le 31 juillet 1832, de coliques avec diarrhée. Entré *le 4 août à six heures du matin*, il fut d'abord placé dans une salle de fiévreux d'où il fut bientôt transféré à la salle des cholériques.

La face était grippée ; les yeux enfoncés dans l'orbite ; la langue froide et rougeâtre ; la soif très-intense ; une douleur prononcée existait à l'épigastre, ainsi que des nausées ; les extrémités étaient froides ; quelques crampes avaient lieu ; le pouls était filiforme ; il y avait vomissemens et diarrhée d'un liquide blanchâtre.

Vingt sangsues sur l'épigastre furent appliquées et remplacées par des cataplasmes émolliens à leur chute ; des cataplasmes sinapisés aux mollets suivis de cataplasmes émolliens, furent également appliqués.

La boisson prescrite fut la limonade à la glace

que le malade prit par petites gorgées; une potion éthérée fut administrée dans les premiers momens de l'arrivée du malade.

Sous l'influence de ce traitement le malade se trouva notablement soulagé. Vers le milieu du jour un léger assoupissement s'observait; des vomissemens avaient lieu de temps à autre et donnaient issue à un fluide blanchâtre.

Dans la nuit du 4 au 5 août les vomissemens cessèrent.

Le 5 *août et jours suivans* l'état du malade s'améliora progressivement; des alimens purent bientôt être pris sans danger et un rétablissement rapide permit à D. — de sortir, parfaitement guéri, le 15 août 1832.

QUARANTE-CINQUIÈME OBSERVATION.

CHOLÉRA SPASMODIQUE VIOLENT, PROVOQUÉ PAR UN PURGATIF DRASTIQUE.

22 ans; uréthrite chronique; coloquinte à dose inconnue administrée à l'intérieur et suivie de coliques atroces; diarrhée considérable; cyanose; face cholérique; aphonie; crampes; coma; agitation; mort rapide.

G. — ouvrier d'administration, âgé de vingt-deux ans, avait depuis deux mois une uréthrite dont il ne pouvait voir la fin. Désolé du peu de succès qu'il avait obtenu des moyens divers qu'il avait employés, il se résout à prendre de la coloquinte qu'on lui indique comme *un spécifique* contre la gonorrhée. A peine ce drastique a-t-il commencé ses effets, qu'il se sent pris de coliques atroces, bientôt suivies d'une très-forte diarrhée. Des vomissemens se manifestent, et sont suivis de crampes, et de tous les symptômes du plus grave choléra.

A son entrée à l'hôpital, *le* 27 *août* 1832, *vers sept heures du matin*, on observe ce qui suit: Face grippée, cyanosée et froide; yeux enfoncés dans les orbites; paupières immobiles et fermées; langue blanche à sa surface, rouge à ses bords et à ses extrémités; humide et presque froide; respiration haletante; pouls petit et presqu'insensible; forte douleur dans l'abdomen; chaleur et douleur atroces à l'épigastre; soif très-intense; urines supprimées; crampes aux mollets; peau froide, et cyanosée aux extrémités; pieds et mains grippés; alternatives d'agitation et de coma; plaintes continuelles.

Prescription : Cataplasmes sinapisés aux mollets et aux bras; vésicatoires aux cuisses; quinze sangsues à l'épigastre; limonade tartrique.

De six heures du matin à midi, gémissemens continuels; deux selles blanchâtres floconneuses.

A midi, voix perdue, inintelligible; coma continuel; soif continuelle; bouche béante.

Mort à deux heures trois-quarts de l'après midi.

Nécropsie; le 28 août 1832.

Crâne : Enveloppes de l'encéphale très-injectées de sang noir. *Masse encéphalique et moëlle épinière* consistantes et saines.

Col: Pharynx, larynx, trachée et *bronches*: Coloration légère et uniforme.

Thorax: poumons gris, crépitans, sains.

Cœur: D'un volume ordinaire; cavités remplies de sang noir demi fluide. *Gros vaisseaux* remplis du même liquide.

Abdomen. Péritoine: Sain.

Estomac: Dans toute sa surface interne, coloration rouge avec stries et arborisations; follicules développés.

Duodénum, jéjunum et *iléon;* rosés à l'intérieur, et vers la fin tout à fait rouges; follicules développés; un liquide blanchâtre, puriforme les remplit.

Gros intestins: Rosés à l'intérieur avec follicules apparens.

Foie. Tissu vert foncé. Bile noire dans la vésicule; *rate, pancréas* sains.

Reins, rouges, congestionnés; *vessie* très-resserrée, parsemée de points rouges; bleuâtre au col. *Urèthre* rosé, sans pus à l'intérieur, ni autre fluide.

Muscles, d'un rouge noir livide. Point d'ecchymose lombaire; point de raideur forte.

QUATRIEME SECTION.

CHOLÉRA POSTÉRIEUR A L'ÉPIDÉMIE.

QUARANTE-SIXIÈME OBSERVATION.

CHOLÉRA SPASMODIQUE ET CYANIQUE GRAVE.

26 ans ; bonne constitution ; tempérament nerveux ; grêle ; sec ; travaux exagérés à l'ardeur du soleil ; ingestion de lait frais ; début au milieu de la nuit ; coliques violentes ; selles nombreuses ; crampes ; cyanose ; prostration ; voix cholérique ; *diplopie ;* contractions tétaniques ; emprosthotonos ; suppression des urines ; petitesse du pouls ; sentiment de froid général ; traitement très-actif ; guérison. Courte convalescence.

G.— (Joseph Antoine), sapeur au 1er régiment du génie, remplaçant, né le 8 novembre 1807, à Hartwiller, canton de Sarrebruck ; d'un tempérament nerveux ; d'une bonne constitution ; grêle, sec ; ne faisant habituellement d'excès d'aucun genre, fut atteint en 1832, étant alors à Arras, d'une affection cholérique. M. Brouillard, chirurgien aide-major du régiment, nous a attesté la nature de l'affection. (1)

---

(1) La récidive du choléra, chez le même individu, a été peu vue. Toutefois, il paraît qu'on a pu en observer plusieurs cas, à Arles, (Bouches du Rhône), ville qui vient d'être frappée une deuxième fois du fléau, en 1835.

G.— se plaignait depuis quelque temps de maux d'estomac. Il était même venu à l'hôpital militaire de Metz; mais le peu de gravité du mal qu'il accusait, ne l'avait pas empêché long-temps de vaquer à ses travaux ordinaires.

Il était depuis quelques jours occupé avec plus d'ardeur que de coutume, aux travaux de fondation de la caserne du génie, sur la place royale, quand le 31 mai 1834, au soir, à la suite d'un travail volontairement prolongé, il prit, *à la retraite*, pour calmer sa soif, avec quelques-uns de ses camarades, une jatte de lait.

Son sommeil fut profond après ce repas. Mais à une heure du matin, *le* 1er *juin* 1834, G.— est réveillé par des coliques violentes accompagnées de crampes. Bientôt des selles ont lieu, et d'une heure à quatre, G.— va près de vingt fois aux latrines.

Apporté, *le* 1er *juin* 1834, à l'hôpital militaire de Metz, vers sept heures et demie du matin, et pendant la visite, il présente les symptômes suivans:

Visage livide, obscur, cyanosé ainsi que tout le reste du corps; yeux fortement cerclés et demi fermés; nez et lèvres tièdes et bleuâtres; langue bleuâtre et tiède; somnolence; attention difficile; le malade dit voir tous les objets *doubles*; c'est ainsi qu'en nous regardant, il dit qu'il nous voit *quatre yeux*. Cette diplopie est persistante, et n'est point le résultat passager d'une première sensation. Réponses brèves et avec effort; voix palatale dite *soufflée*; par intervalle le son vocal se fait entendre; respiration difficile; battemens du cœur imperceptibles; pouls très-petit, lent et régulier; sentiment de serrement à l'épigastre; soif intense; ventre pâteux et sensible à la pression. Point d'urines depuis hier; les efforts faits par le malade pour essayer d'uriner, rappellent les crampes; selles glaireuses, jaunâtres, couleur paille; ongles livides; scrotum noir; crampes très-douloureuses aux membres inférieurs, lesquelles gagnent les lombes; prostration; mouvemens difficiles ou même impossibles par la seule influence de la volonté; sentiment de froid au scrotum et aux pieds; ces parties paraissent tièdes au contact.

Après la visite, le malade ayant été placé dans une salle séparée, on vit alors l'état de prostration interrompu par des douleurs abdominales très-vives, qui furent accompagnées de crampes passant des extrémités vers le tronc. Quand celui-ci fut atteint la tête se renversa fortement en arrière; le rachis se courba dans le même sens, de manière à déterminer une concavité de ce côté. Une vive douleur était accusée par le malade le long du dos; une selle abondante, et comme involontaire, de matières liquides d'un blanc jaunâtre et fétides, eut lieu pendant l'une de ces contractions tétaniques qui rappellent la maladie de T.—, (première observation). Durant ces contractions, la cyanose était devenue plus générale et plus forte.

(*Prescription:* Quarante-cinq sangsues, savoir: quinze à l'épigastre et quinze à chacune des régions iliaques; cataplasmes sinapisés aux mollets; cruchons d'eau chaude aux pieds; couvertures chaudes; feu allumé dans la salle; la limonade qui ne plaît pas au malade est remplacée par l'eau gommeuse qu'il préfère. Diète et tranquillité.

Les sangsues prennent difficilement et sont remplacées par d'autres qui prennent mieux. Des cataplasmes sont mis ensuite sur l'abdomen et les mollets.

1er *juin, à trois heures de l'après-midi:* Vomissemens verdâtres, porracés depuis ce matin ; à trois ou quatre reprises la boisson ingérée a été rejetée peu de temps après avoir été prise ; les selles ont continué ainsi que les crampes ; mais la prostration est moindre ; les yeux restent ouverts ; la voix est plus facile ; la peau du visage et celle du reste du corps, est devenue plus naturelle ; elle paraît claire, blanchâtre, rosée ; la langue, qui était bleuâtre le matin, est devenue blanchâtre et sèche ; le pouls reste petit ; mais il est accéléré ; il y a impossibilité d'uriner.

(Cataplasmes sinapisés aux pieds ; changement des cataplasmes de l'abdomen ; eau gommeuse continuée ; fomentations avec l'oxycrat sur le front.)

2 *juin, à huit heures du matin* : Couleur obscure de la peau ; prostration moindre ; yeux moins cerclés, s'ouvrant sans difficulté ; pupilles resserrées comme le jour précédent ; langue rouge et sèche vers sa pointe, limoneuse et rosée sur ses bords ; soif très-faible ; attention facile ; réponses d'abord soufflées, puis le malade étant excité à parler d'une voix sonore et distincte, on voit reparaître peu à peu la voix laryngienne ; respiration facile ; battemens du cœur très-sensibles ; pouls plein, élevé et accéléré ; chaleur générale de la peau augmentée ; ventre par-

faitement indolore à la pression dans toutes ses régions; urines reparues dans la nuit; quelques selles liquides, jaunâtres, ont encore eu lieu; il y a aussi eu quelques vomissemens; depuis hier, à dix heures du soir, il n'y a plus de crampes. Le malade n'accuse plus qu'une seule douleur, qu'il rapporte à la tête.

(*Prescription:* Trente sangsues aux tempes; cataplasmes sinapisés aux cuisses; cataplasmes émolliens sur l'abdomen, les mollets et les pieds; eau gommeuse, potions gommeuses; moyens calorifiques.

2 *juin, à quatre heures du soir:* Couleur et chaleur des joues, du visage, de la peau du corps, presque naturelle; langue rougeâtre et sèche dans son centre; cercle des yeux totalement disparu; vue nette; plus de diplopie; ouie très-distincte; plus de céphalalgie; soif modérée; voix laryngienne facile; respiration libre; pouls toujours développé et accéléré; plus de vomissemens; ventre indolore. (Mêmes prescriptions.)

3 *juin au matin:* Couleur plus naturelle du visage et de la peau en général; mais abattement encore très-grand; yeux toujours cerclés; langue rouge à ses bords et pointe, sèche à sa surface; voix difficile; poitrine sonore; pouls développé mais sans accélération; point de vomissement; ventre indolore; selles rares.

(Trente sangsues aux tempes; mêmes boissons; cataplasmes sur l'abdomen et aux extrémités inférieures.)

3 *juin au soir:* Etat à peu près le même que le

matin; accablement encore bien grand; point de soif; pouls calme, plutôt lent qu'accéléré, sans vivacité ni plénitude; le malade étant calme, on compte soixante pulsations; la respiration s'exécutant, il y en a soixante et treize; urines citrines, abondantes et faciles; selles brunâtres.

4 *juin au matin:* Etat extrêmement satisfaisant; sommeil tranquille; intelligence parfaite; physionomie naturelle; faible cercle autour des yeux; couleur naturelle de la peau, légèrement hâlée au visage; blanche, rose sur le tronc; lèvres roses; langue rose à ses bords et à sa surface qui est un peu fendillée; tête libre; voix laryngienne facile; pouls toujours lent, peu développé; abdomen parfaitement indolore; urines claires; selle le matin; le malade s'est levé pour satisfaire à ce besoin, ainsi qu'il l'avait fait les jours précédens, mais cette fois il n'a pas eu besoin d'être aidé. Il s'assied sur le lit avec facilité.

(Eau gommeuse; fomentations avec l'oxycrat sur le front; cataplasmes aux mollets et sur l'abdomen; Diète; repos.)

4 *juin au soir:* Même état satisfaisant.

5 *juin:* Sommeil tranquille: le malade a rêvé qu'il était à la noce; physionomie naturelle; langue fauve; ni faim, ni soif; respiration normale: pouls calme, régulier, lent; (soixante pulsations); selles et urines naturelles; encore un peu d'accablement.

(Diète; eau gommeuse, potions gommeuses; cataplasmes aux mollets.)

Dans la journée G.— sort de l'hôpital pour aller voir ses camarades.

6 *juin :* Etat de santé parfaite ; semoulle au lait.

7, 8 *juin :* continuation de l'état de santé du 6 ; augmentation des alimens.

9 *juin :* G.— sort de l'hôpital parfaitement guéri. Une convalescence de huit jours lui est donnée.

G.— dont nous venons de raconter la maladie, n'est point le seul qui ait été atteint du choléra en 1834. D'autres cas analogues ont été également observés en ville. Et tout récemment, à l'hôpital militaire de Metz, un cas du même genre s'est présenté chez un canonnier du 2e régiment d'artillerie, entré le 26 juin 1834, et qui était encore à l'hôpital militaire de Metz, le 30 du mois. Mais chez ce dernier, l'affection était moins grave que chez G.—

DEUXIÈME DIVISION.

OBSERVATIONS

DE MALADIES DÉVELOPPÉES EN MÊME TEMPS QUE LE CHOLÉRA, ET QUI Y ONT RAPPORT, OU QUI ONT ÉTÉ INFLUENCÉES PAR L'ÉPIDÉMIE.

QUARANTE-SEPTIÈME OBSERVATION.

AFFECTION SIMULTANÉE DU CERVELET, DE LA MOELLE ÉPINIÈRE ET DU CANAL DIGESTIF.

23 ans; constitution grêle; taille élancée; tempérament bilieux; céphalalgie occipitale; épistaxis; vive sensibilité des tégumens du thorax et de l'abdomen; douleurs lombaires et sacrées; tiraillemens aux membres inférieurs; gastro-entérite; congestion cérébrale; hébétude momentanée; fuliginosité commençante des dents et de la langue; intelligence conservée; désolation; agitation; insomnie; délire; cris; pouls petit, mou. Evacuations sanguines; révulsifs nombreux; solution heureuse; mais persévérance de la sécheresse de la peau. Rechute légère; puis rétablissement complet; longue convalescence.

M. — soldat du train du génie, âgé de vingt-trois ans, né dans le département du Tarn, où il exerçait la profession de maçon; d'une constitution grêle et élancée, d'un tempérament bilieux, au service depuis dix-huit mois, entra à l'hôpital militaire de Metz, *le 12 avril* 1832.

Avant d'être au service, il avait été souvent malade; et, depuis, sa santé avait été sujète à variations. En venant à son corps, il fut atteint d'une fièvre intermittente qui le retint quinze jours dans un hôpital de la route. Huit mois après il entra à l'hôpital militaire de Metz pour une maladie semblable. Il n'en sortit qu'au bout de quatre mois, avec une convalescence de trois mois dont il ne put profiter à cause du grand éloignement de son pays natal.

Le 2 avril, étant occupé à panser des chevaux, il ressentit des frissons et une douleur si vive à l'occiput qu'il fut obligé d'abandonner son travail et de rentrer dans sa chambre où il resta souffrant jusqu'au douze du mois. Outre la douleur occipitale qui était lancinante et continuelle, M. — éprouva de vives douleurs dans l'abdomen et eut une hémorrhagie nazale abondante, qui lui fit cracher trois jours, par la bouche, du sang noir et caillé.

Du reste, il n'eut point de selles durant tout ce temps, et son état ne parut pas s'améliorer par l'effet de l'épistaxis.

12 *avril*. A son arrivée à l'hôpital, M — accusait une vive sensibilité de toute la partie antérieure et latérale droite du thorax. Des ventouses sèches furent appliquées sur cette région. La moindre pression de l'abdomen détermina bientôt aussi de très-vives douleurs, des espèces de coliques, qui

ne tardèrent pas à être accompagnées de soif, d'inquiétude, d'agitation, d'insomnie. On vit se développer des douleurs au sacrum, aux lombes ; des tiraillemens dans les extrémités inférieures. La langue était rouge à ses bords; le visage coloré; le pouls petit et accéléré; la bouche restait béante et exprimait une souffrance continue.

Trente sangsues furent appliquées sur l'abdomen, et secondées par les boissons délayantes et les cataplasmes émolliens. Mais quand l'agitation, l'insomnie se montrèrent, le malade ne pouvant garder qu'avec peine les cataplasmes de l'abdomen qu'il arrachait à chaque instant, vingt sangsues furent appliquées aux tempes. Elles ne produisirent pas un changement bien prononcé.

Le 15 *avril*, M. — était dans l'état suivant: décubitus sur le dos; prostration; traits altérés exprimant la douleur et l'inquiétude; intelligence complète; réponses exactes mais courtes, brèves et suivies d'un accablement profond et subit; attention impossible; céphalalgie occipitale, lancinante, peu vive, augmentant par la toux; langue très-rouge et pointillée; bouche pâteuse; inappétence; soif vive; douleur au larynx qui est insensible à la pression; cette douleur n'est excitée que par la toux qui est rare et sèche. Respiration normale; nulle douleur thoracique intérieure ou extérieure; son clair; murmure respiratoire à l'état normal; pouls petit et fréquent; abdomen indolore; selles à l'aide de lavemens; urines ne s'écoulant qu'après des efforts prolongés.

(*Prescriptions:* Diète ; eau-de-riz gommée et édulcorée, (seule boisson qui plaise au malade) ; potions émulsives ; fomentations avec l'oxycrat sur le front ; cataplasmes chauds aux pieds et sur l'abdomen.

16 *avril:* Nuit mauvaise ; assoupissement ; gencives et dents sèches et légèrement fuligineuses ; du reste même état que la veille.

(Vésicatoires aux mollets ; mêmes prescriptions qu'hier.)

Dans la journée, les fuliginosités disparaissent. Le malade a une selle et urine.

Le 17 avril: Assoupissement ; yeux ouverts et fixes ; si on l'appelle, le malade se réveille, étonné ; il en est de même lorsqu'on s'approche de son lit ; il ne reconnait ceux qui l'entourent qu'au bout de quelques instans, et alors il répond convenablement aux questions qu'on lui adresse ; puis, désolation. Nulle position du corps n'est bonne ; figure abattue ; yeux ternes ; bouche sèche ; langue sèche et recouverte d'un enduit brunâtre ainsi que les dents qui sont sur le point de devenir fuligineuses ; peau sèche et chaude ; pouls accéléré, mais sans vivacité ni énergie. Le malade urine ; il a plusieurs selles liquides et blanchâtres.

(Six sangsues à chaque apophyse mastoïde ; huit à l'épigastre ; pour le reste, comme hier.)

18 *avril:* Même état ; le malade boit peu ; en prenant sa potion il fait la grimace ; cependant elle est douce et agréable. Il dérange tout ; craint de se tourner, et préfère rester sur le dos. Le pouls prend un peu de vivacité.

(Deux pruneaux pour humecter la bouche du malade qui les désire; potion gommeuse acidulée avec l'acide tartrique; le reste comme les jours précédens.)

19 *avril:* Bouche béante; langue et dents très-sèches; langue colorée à ses bords; réponses brusques et très-justes; agitation; délire; cris pendant la nuit; selles et urines comme hier; pouls mou, accéléré, peu développé, sans vivacité. Le malade demande instamment à se rafraîchir la bouche.

(Trois pruneaux; eau-de-riz gommé et édulcoré, seule boisson préférée; vésicatoires aux cuisses; fomentations avec l'oxycrat sur le front; fomentations émollientes sur le ventre; potions gommeuses acidulées; cataplasmes sur les mollets rougis.)

19 *avril au soir:* Bouche moins béante; langue humide; le malade se trouve mieux.

20 *avril:* Bouche moins béante; yeux moins hagards; étonnement moindre; presque plus d'agitation; langue encore sèche à son centre, mais humide à ses bords; soif vive; pouls accéléré, mou, peu développé; peau sèche et chaude; urines fréquentes; selle hier soir.

(Le malade se plaint de ses vésicatoires; cataplasmes aux mollets et à l'épigastre; frictions avec le vinaigre aromatique sur tout le corps.)

21 *avril et jours suivans:* L'état de M. — s'améliore notablement; le sommeil devient possible; l'agitation cesse; il peut supporter ses cataplasmes et ne dérange plus continuellement ses appareils; le visage

est meilleur, moins abattu, moins indifférent qu'il n'était; les yeux commencent à s'animer; le regard est plus naturel, moins sauvage; la langue devient tout à fait humide, puis comme gercée; la soif est modérée; les boissons sont avalées en moindre quantité et plus naturellement; urines abondantes, faciles, ainsi que les selles. Le pouls se relève, prend de la force, du développement; le malade est notablemcnt amaigri.

(Les vésicatoires sont séchés à partir du 25 avril. L'eau-de-riz ne devient plus la boisson exclusive du malade qui prend de l'eau gommeuse, de la limonade gommeuse.)

Le 26 avril: M. — essaye un peu de crême-de-riz; mais l'estomac repousse les alimens. Des envies de vomir se présentent à chaque gorgée de boisson que prend le malade.

Le 27 : Il se désole de ne pouvoir manger; la soif, l'inquiétude le poursuivent; il dérange de nouveau ses appareils; faiblesse très-grande, et effort pour se tirer de cet état; deux selles; urines; sommeil tranquille; la peau est encore sèche; le pouls est sans fréquence, vivacité, ni force. (Eau gommeuse; potions acidulées; cataplasme à l'épigastre; frictions vinaigrées sur la peau.)

Le 28 avril, le malade veut absolument manger; il prend du lait édulcoré, un peu de crême de riz, quelques pruneaux.

Le 29 au soir, des signes d'irritation gastrique se développent; il est remis à la diète.

Le 30 avril : Même état, mêmes prescriptions.

Le 1er *mai et jours suivans*, M.— raffermi, recommence à manger, et, malgré sa faiblesse, n'éprouve plus de rechutes.

Ayant cessé le service à cette époque, nous ne pouvons donner la fin de l'observation. Toutefois, nous devons dire, que le malade est sorti de l'hôpital peu de temps après, parfaitement guéri.

RÉFLEXIONS.

Nous laissons le lecteur établir des rapprochemens, entre cette observation si intéressante par la nature des symptômes qu'elle relate, et les expériences si curieuses de M. le professeur Flourens sur les usages du cervelet. Comme aussi nous ne croyons pas devoir développer les analogies existantes entre le cas présent, et ceux qui précèdent, pour établir l'influence très-probable, exercée par la cause cholérique, sur la maladie de M. — Cette irritation simultanée des centres nerveux et du canal digestif, cet état ataxique si singulier, ont un tel rapport avec ce qu'ont présenté grand nombre de cholériques, que nous ne craignons pas d'assigner à l'affection du militaire à l'occasion de laquelle nous faisons ces réflexions, la même origine que le choléra. Dès lors, on conçoit quelles analogies il est permis d'établir entre des affections différentes, nées dans les mêmes circonstances. Les différences individuelles, la diversité des tempéramens, l'influence des affections antérieures sur certains organes, expliqueraient pourquoi le choléra n'a pas produit, chez certains individus, les évacuations qui sont en quelques sorte considérées, par certains hommes de l'art, comme le phénomène caractéristique ou pathognomonique de la maladie.

QUARANTE-HUITIÈME OBSERVATION.

GASTRO-CÉPHALITE AVEC ICTÈRE.

(Espèce de *fièvre jaune.*)

22 ans; belle taille; méridional. Ictère; lèvre supérieure rétractée; sensibilité à l'ombilic; erythème de cette région; légère irritation gastro-céphalique; gonflement du membre supérieur gauche et des mollets; *mort au moment où le malade prend son bouillon. Autopsie*: profonde altération des poumons; sang noir et liquide dans l'aorte et les cavités gauches du cœur.

T, — du 2e régiment du génie, âgé de 22 ans, d'une taille élevée, avec l'accent méridional, entra à l'hôpital militaire de Metz, *Le* 8 *février* 1832, atteint de jaunisse depuis huit jours, sans cause appréciable.

Il présentait, à son arrivée, les symptômes suivans: décubitus sur le dos; coloration jaune de la peau; celle du visage n'est point rouge; *lèvre supérieure rétractée laissant à nu les dents incisives supérieures;* langue blanchâtre; lancéolée; soif immodérée; respiration libre; poitrine sonore; pouls naturel, sans changement appréciable; abdomen indolore; selles naturelles; urines jaunes rougeâtres.

(Diète ; bouillons maigres ; orge oxymellé ; cataplasmes sur l'abdomen.)

9 *février :* langue faiblement colorée à sa pointe et à ses bords; peau sèche et jaune; la pression développe de la sensibilité à l'ombilic ; la région hépatique et l'épigastre sont insensibles.

(Trente sangsues à l'ombilic ; cataplasme sur l'abdomen après la chute des sangsues ; mêmes boissons.)

10 *février :* faiblesse générale; plus de sensibilité abdominale ; la place qu'occupait le cataplasme sur l'abdomen reste rougeâtre , comme érythémateuse. Selles et urines rougeâtres. (cataplasmes et boissons.)

11 : amélioration continuée (pruneaux ; bain ; mêmes boissons que les jours précédens.)

12 : légère pesanteur de tête (id. id.)

13 : tête pesante en totalité ; pommettes faiblement colorées ; langue lancéolée et faiblement colorée à ses bords ; poitrine et abdomen indolores.

(Dix sangsues à l'épigastre : seize sangsues aux tempes ; cataplasmes sur l'abdomen après la chute des sangsues ; eau gommeuse ; potion gommeuse ; lavement émollient.)

14 : notable diminution dans la douleur de tête : les pommettes restent faiblement colorées ; la soif continue ; il s'est développé à la main gauche des gonflemens articulaires qui intéressent les doigts et le poignet. (cataplasmes pour envelopper ces parties idem , idem.)

15 : peau sèche et jaune avec chaleur modérée ; poitrine toujours libre ; abdomen indolore ; selles ; uri-

nes très-chargées ; douleur aux avant bras et au poignet gauche ; celui-ci est tendu. Les avant bras conservent leur couleur habituelle, c'est-à-dire, ictérique. Douleur aux mollets ; la moindre pression est douloureuse ; la langue reste comme hier ; soif ; pouls petit, presque sans vivacité. (mêmes prescriptions que les jours précédens.)

16 : même état. Les piqûres de sangsues de l'abdomen suppurent; de l'eau jaunâtre s'en écoule; point de réaction ; point d'inflammation de ces parties.

Diète ; limonade gommeuse ; potions émulsives ; lavement émollient ; cataplasmes aux pieds et sur l'abdomen.)

17 : même état ; mêmes prescriptions.

18: réponses libres comme àl'ordinaire ; joues très-faiblement colorées; lèvres sèches, toujours retractées ; dents sèches, enduites d'une matière glutineuse avec tendance à la fuliginosité ; langue saburrhale ; coloration de la pointe et des bords de cet organe telle quelle l'est naturellement ; poitrine et respiration comme de coutume ; pouls petit, faible, difficile à sentir, sans accélération ni vivacité ; abdomen indolore; avant bras gauche et mollets trés-sensibles au toucher ainsi que le poignet gauche ; selles ; urines chargées, sédimenteuses et rougeâtres.

(Cataplasme à l'avant bras et aux jambes ; mêmes boissons et potions.

19 *février* id. id. *mort à 4 heures de l'après-midi au moment où le malade prend son bouillon.*

Nécropsie, pratiquée le 20 février à 3 heures de l'après-midi. Le cadavre n'est pas encore froid ; il est tiède et n'exhale aucune mauvaise odeur.

Extérieur. Corps modérement replet : visage un peu maigre, yeux ternes; bouche entr'ouverte; peau généralement jaune foncée; avant bras droit et gauche, mollet droit et gauche, à peine un peu plus gonflés qu'à l'ordinaire. Incisés on découvre sous la peau, dans le tissu cellulaire sous cutané, entre l'aponévrose et la peau, une couche de pus jaunâtre. liquide, peu lié, trouble et reposant sur l'aponévrose qui est rougie.

Crâne. Au niveau de la partie moyenne du bord pariétal gauche, le long du sinus longitudinal supérieur, se trouve une excavation formée dans le tissu osseux, qui n'est nullement altéré, mais poli et recouvert par la duremère. L'excavation est remplie par des circonvolutions cérébrales.

La surface des lobes cérébraux est recouverte d'une arachnoïde opaque et épaissie, sous laquelle se trouve une couche albumineuse très-légérement jaunâtre. *L'encéphale*, dans toute son étendue, est tant soit peu plus consistant qu'à l'ordinaire, et généralement injecté. Partout les veines sont distendues par du sang; les surfaces de l'organe divisé, sont pointillées de sang; là où le sang ne sort pas des vaisseaux, une exsudation jaunâtre, analogue au sérum, la remplace; et la surface étant essuyée, le tissu reste blanc mat ou grisâtre, suivant que la substance est blanche ou cendrée. Rien de particulier au cervelet, au mésocéphale, au bulbe rachidien, dans les ventricules; appendice susphénoïdal consistant; *tuber cinereum* consistant; sinus gorgés de sang.

Col. *Langue* et *pharynx*, d'un blanc brunâtre.

Thorax. Larynx, trachée et bronches: La membrane muqueuse est généralement d'un blanc brunâtre et parsemée de petites *taches noires*, comme celles produites par l'encre d'imprimerie. Au niveau du sommet du cartilage arythénoïde gauche est une plaque brunâtre, dont les bords sont formés par une multitude de petites granulosités résistantes. Au 1er coup d'œil, cette plaque semble être un ulcère livide et comme gangréneux. Vu de plus près, on voit qu'il n'y a pas d'érosion; mais la surface paraît altérée. Les bronches sont vides, et ne contiennent ni mucosités, ni rien qui annonce une sécrétion quelconque.

Poumons: Le droit est très-adhérent en avant et en dehors à la plèvre costale; le gauche adhère moins. Tous deux tiennent fortement au diaphragme. Leur surface est fauve en avant, et rouge brunâtre en arrière; mais parsemée de *taches* de petite dimension et *très-noires.*

Le tissu pulmonaire est rougeâtre, surnage, crépite. Dans certaines parties, il est d'un vert bouteille ou noirâtre et consistant. Il semble que ce tissu soit prêt à se putréfier.

Cœur: un peu affaissé sur lui-même et assez volumineux, sans pourtant qu'on puisse admettre d'hypertrophie, vu la haute stature du sujet. Cavités droites, contenant une petite quantité de caillots fibrineux jaunâtres, adhérens aux parois du ventricule droit. Le ventricule gauche contient du sang très-noir, diffluent, à peine coagulé ou même ne l'étant nullement dans certains points. Du reste, nulle particularité dans ce tissu du cœur qui est d'un gris brunâtre. La surface interne de l'organe est partout rouge par imbibition.

L'*aorte* est rouge carmin, et contient du sang noir diffluent; une multitude de très-petits globules d'un liquide d'apparence *huileuse* se font remarquer à sa surface. La graisse du cadavre est figée, mais moins raide qu'à l'ordinaire, surtout dans le voisinage du cœur et des reins. Peut-être faut-il attribuer cette circonstance à la chaleur que le cadavre a conservé.

L'*aorte abdominale* est également remplie de sang noir ainsi que la veine cave. Sa surface interne est rouge écarlate, excepté vers les iliaques primitives où elle brunit et semble un peu altérée.

Abdomen. Le *péritoine* contient une petite quantité de sérosité jaunâtre qui s'est accumulée dans le bassin. L'*estomac*, ridé à sa surface, dans le sens de sa largeur, est fauve et rempli de saillies lenticulaires irrégulières. A un pouce du pylore et près la grande courbure, on voit une large surface pointillée d'un rouge vif. L'estomac contient peu de liquides avec quelques grumeaux blanchâtres.

Duodénum, *jéjunum* et *iléon* blanchâtres; ces deux derniers sont parsemés d'espace en espace de plaques folliculaires irrégulières, par bandes longitudinales, de plus en plus étendues. La valvule iléocœcale et le bout de l'iléon qui tient à elle en sont remplis. L'intestin grêle est enduit d'une couche de mucus grisâtre sans coloration jaunâtre nulle part.

Le *gros intestin* contient quelques matières liquides.

et présente çà et là une prodigieuse quantité de points d'un rouge vif, irréguliers, traces manifestes d'une irritation vive, avec des follicules isolés, développés.

Le *foie* est moins consistant, s'affaisse légèrement sur lui-même, d'un rouge jaunâtre à sa surface. Son tissu est friable, se déchire très-facilement, et présente un aspect marbré particulier, résultant de petites stries courtes et rouges, quelquefois radiées en très-grand nombre, au milieu desquelles se trouve disséminé un tissu jaunâtre. La *rate* plus volumineuse que de coutume, s'affaisse sur elle-même. Sa capsule, comme celle du foie se détache avec facilité. Son tissu est sans cohésion et comme de la lie de vin. Les *reins* sont très-injectés et jaunâtres. La *vessie* est blanchâtre; l'*urèthre* poli et partage la coloration rouge des tissus érectiles voisins.

Le *testicule* gauche, plus volumineux que le droit, présente, autour de son enveloppe séreuse, un tissu rougeâtre induré, formant une couche assez épaisse.

RÉFLEXIONS.

Le lecteur aura été frappé de la singularité de cette observation. Dès le premier jour, l'expression de la physionomie nous fit mal augurer de l'avenir. L'immobilité que gardait le malade; cette absence de douleur intérieure prononcée; puis l'apparition de cette vive sensibilité des membres; la petitesse croissante du pouls; enfin la mort, presque en état de parfaite connaissance ; tout donne à la maladie de T.— un caractère spécial. Les altérations notées après la mort, dans les poumons et dans les voies circulatoires ; et cette suppuration spontanée des membres, nous feraient penser qu'il a dû y avoir, chez le sujet en question, une altération du sang. Nous ne pouvons admettre, en effet, que les plaques folliculeuses de l'intestin, soient la cause principale de sa mort. Elles nous sembleraient plutôt un résultat, une suite d'une ancienne altération des fluides.

C'est en raison de la spécialité de cette affection (que depuis nous n'avons plus revue), et de l'influence qu'a pu avoir sur sa production, la constitution cholérique de l'atmosphère, que nous l'avons réunie aux cas de choléra qui précèdent.

Nous laissons au lecteur le soin d'apprécier l'analogie que nous entrevoyons entre la maladie de T.— et la *fièvre-jaune*. Dans tous les cas, nous devons dire que dès le 1er jour, ce malade nous parut être dans un très-grand danger.

QUARANTE-NEUVIÈME OBSERVATION.

IRRITATION GASTRO-HÉPATIQUE AVEC CONGESTION CÉRÉBRALE.

37 ans ; forte constitution ; tempérament bilieux ; vomissemens, et diarrhée ; syncopes ; ictère et douleur épigastrique ; irritation cérébrale; délire gai ; irritation hépatique ; retour à la santé. Traitement antiphlogistique et révulsif.

L. — du 13e de ligne, âgé de trente-sept ans ; basque ; au service depuis 1816, entra à l'hôpital militaire de Metz, *le* 21 *avril* 1832.

Il nous raconta qu'il avait eu, quelques temps avant son entrée au service, une attaque d'épilepsie. Que plus tard il fut atteint d'ophtalmie à la suite d'une longue route, et traité, pendant deux mois, de cette affection, à l'hôpital de Montauban.

En décembre 1831, étant en garnison à Thionville, il fut pris d'ictère, maladie qui fut accompagnée d'une abondante diarrhée dont il ne vit la fin qu'au bout de quarante-cinq jours. Depuis cette époque, il avait repris son service, et ne se trouvait point incommodé. Il parait avoir pris l'habitude de boire tous les jours une ou deux bouteilles de vin ; peut être aussi des liqueurs.

Il y a quinze jours que, tous les matins, en s'éveillant, L. — a des vomissemens et de la diarrhée. Ces accidens cessent dès qu'il a mangé.

Hier, 19 *avril*, revenant de Thionville, il est tombé trois fois, saisi par une douleur vive et pénétrante au côté gauche de l'épigastre, douleur qui était immédiatement suivie d'un *éclair* (expression du malade), qui lui traversait la tête, le front, et qui lui fesait perdre connaissance.

A son arrivée à l'hôpital, *le* 20 *avril au soir*, L.—présente les phénomènes suivans: Décubitus sur le dos; coloration jaunâtre de la sclérotique et de la peau qui est sèche: tête libre; mouvement de cette partie annonçant une grande vivacité habituelle; langue blanchâtre; poitrine sonore et très-développée; battemens du cœur naturels et très-faciles à sentir; pouls peu accéléré, petit, tendu; l'enlèvement des couvertures pour mettre le corps à découvert détermine des frissons; abdomen tendu et douloureux surtout du côté de la rate; selle le matin; point de diarrhée; urines comme de coutume.

(*Prescription:* Diète; vingt sangsues vers l'hypochondre gauche; org. miell. pot. gom. acid.)

21 *avril:* Le malade a peu dormi; l'écoulement des piqûres de sangsues dure encore; le sang paraît plus liquide, plus aqueux qu'à l'ordinaire, moins plastique; l'enlèvement des couvertures provoque de nouveau du frisson; céphalalgie faible se faisant sentir par momens, avec bouffées de chaleur; nausées, provoquées par l'ingestion des boissons; point de soif; langue blanchâtre; poitrine parfaitement sonore; pouls peu développé, fréquent, sans vivacité; la pression de l'abdomen est toujours pénible. Le foie et la rate dépassent légèrement

les côtes asternales. L'épigastre est évidemment sensible; l'ictère est plus prononcé; selles; urines d'un jaune rougeâtre très-foncé.

(*Prescription :* Arrêter l'écoulement du sang; cataplasmes à l'épigastre; vésicatoires aux mollets; mêmes potions et boissons que la veille.)

22: Même état; (*mêmes prescriptions.*)

23: Amélioration notable; sommeil excellent; regard ouvert, gai; plusieurs selles. La douleur de l'hypochondre gauche a totalement disparu.

(*Prescription :* Pruneaux, *idem*, *idem.*)

24: La couleur jaune de la peau et de la conjonctive seule subsiste. Tous les autres symptômes ont disparu. Etat du malade très-satisfaisant.

(Lait et pruneaux, *idem*, *idem.*)

25: Dans la journée le malade se promène tranquillement dans la cour avec ses camarades. Mais vers le soir, il est pris d'un délire joyeux. Pendant la nuit il crie, chante, s'adresse à des personnes absentes; va visiter ses voisins, les découvre pour les quitter ensuite. On est obligé de l'attacher sur son lit.

26 *avril au matin:* Le malade est docile, assez gai; rien ne le préoccupe; nulle céphalalgie; langue blanchâtre; respiration libre; le pouls présente une certaine plénitude; épigastre indolore; le foie déborde le rebord des côtes; il est douloureux au toucher; il n'y a pas eu de selles; le malade grelotte dès qu'il est découvert.

(*Prescription:* Diète; saignée de douze onces;

cataplasmes à l'épigastre et sur l'hypochondre droit; vésicatoires des mollets entretenus.

27 *au matin:* Gaité; durant la nuit agitation, accompagnée de paroles suivies, cohérentes; il demande un couteau pour couper les cordes qui le lient; la peau reste sèche avec la coloration jaune; urines et selles comme la veille; point sensible vers l'hypochondre droit, au niveau des parties du foie qui débordent.

(*Prescription:* Vingt sangsues sur le point douloureux de l'hypochondre; cataplasmes après leur chute; diète; bouillon maigre.)

27 *au soir:* Calme parfait; retour complet à la raison; sommeil naturel.

28 *avril:* Le malade se rappelle les actes de folie qu'il a commis ces jours passés; langue naturelle; douleur hépatique disparue; pouls naturel; constipation.

(*Prescription:* Diète; bouillon maigre; cataplasmes à l'hypochondre et à l'épigastre; lavement laxatif qui produit plusieurs selles.)

Les jours suivans, les progrès vers une parfaite santé sont de plus en plus grands. Le malade est mis à l'usage du petit lait le matin; quelques alimens lui sont donnés; ses forces renaissent; la coloration de la peau, si persévérante, diminue d'intensité; et il sort de l'hôpital parfaitement guéri.

CINQUANTIÈME OBSERVATION.

GASTRO ENTÉRO-COLITE AVEC PÉRITONITE AIGUE.

19 ans; bonne constitution; tempérament sanguin; vingt-quatre jours de maladie; cahots de voiture; menstruation troublée; vomissemens; selles; irritation gastrique vive; points d'irritation péritoneaux nombreux; *disparition du pouls pendant quinze heures*; réaction; sentiment de faim presqu'immédiat; escarrhe profonde au coccix. Traitement antiphlogistique et révulsif; guérison parfaite.

Mademoiselle Adèle B.— âgée de dix-neuf ans, demeurant à Bouzonville, forte, sanguine et bien constituée, tomba malade à Metz, *le 7 mai* 1832. Elle venait de faire le voyage de Bouzonville à Metz, avec une de ses amies, dans une très-mauvaise voiture, où elle avait été fatiguée à l'excès par des secousses continuelles.

Quoiqu'ayant eu beaucoup de peine à être réglée, il y a quatre ans, cependant, depuis cette époque, les menstrues se présentaient très-régulièrement de trois semaines en trois semaines, et chaque fois durant trois ou quatre jours. Il y a trois mois, à l'époque du carnaval, Mademoiselle Adèle B.— fut atteinte d'une affection de poitrine qui se termina heureusement, quoiqu'elle en eût dissimulé l'existence à ses parens.

Mademoiselle Adèle B.—, Arrivée à Metz, le 7 mai, extrêmement lasse, eut ses règles le lendemain, 8, époque ordinaire ; mais elles donnèrent peu et disparurent presqu'aussitôt. Le 9 mai, rien ne revint. Le 10, jeudi, et le jour suivant, vendredi, 11 mai, elles se montrèrent un instant pour disparaître de suite.

Le 12 mai 1832, au matin: Mademoiselle A. B.— était dans l'état suivant: Décubitus sur le dos; accablement; visage très-rouge; tête peu gênée; lèvres roses et sèches; peau sèche; langue rouge et sèche à sa pointe et à sa surface; soif; respiration libre et facile; poitrine partout sonore; toux nulle, expectoration extrêmement rare ou même nulle; la malade dit avoir craché un caillot de sang noir; battemens du cœur très-sensibles; pouls petit, peu développé, faiblement accéléré, et avec assez de vivacité; épigastre très-peu sensible, ainsi que le reste de l'abdomen; urines faciles et sans chaleur; quelques envies de vomir se sont présentées avec expulsion de liquides verdâtres; selles verdâtres, faciles, sans coliques; mains fraîches.

(*Prescription:* Diète absolue; repos au lit; trente sangsues sur l'épigastre; cataplasme après la chute des sangsues; fomentations avec l'oxycrat sur le front; limonade gommeuse, (cette boisson paraît trop douce à la malade quand la gomme domine; trop aigrelette quand l'acide est en excès); briques chaudes aux pieds.)

12 *au soir*; Les règles ont reparu un instant dans la matinée; les sangsues n'ont pas été mises; la langue est humectée; du reste, même accablement; même état du pouls; la malade se croit bien et ne voudrait pas tenir le lit. Les cataplasmes n'ont

pas été mis. Il est convenu qu'on les mettra. Pour les sangsues prescrites, on attendra au lendemain.

13 *mai, au matin:* Décubitus sur le dos préféré aux autres positions; accablement; la nuit a été calme depuis quatre heures du matin, mais le sommeil était incomplet; langue avec tendance à la sécheresse; soif vive; point d'expectoration; respiration libre; épigastre sensible; plusieurs selles dans la journée d'hier; quelques efforts pour vomir; gêne légère à la gorge.

(Trente sangsues appliquées à l'épigastre; eau gommeuse, ou infusum de bouillon blanc; cataplasmes sur l'abdomen; repos absolu.)

13 *mai au soir*: Amélioration; langue plus humide; mais toujours accablement; la physionomie, malgré l'évacuation du sang, est peu changée; les joues conservent une vive rougeur.

14 *mai au matin:* Nuit mauvaise; agitation; insomnie; selles avec coliques; visage coloré comme hier; tête libre; intelligence entière; réponses exactes; point de céphalalgie; langue avec tendance à la sécheresse, blanche et sèche au centre, humide et rosée à ses bords et pointe; nez légèrement effilé; yeux très-légèrement cernés; gêne à la gorge; les plus petites gorgées de boisson déterminent des vomissemens; souvent les envies de vomir paraissent sans qu'il y ait ingestion de liquides; respiration libre; le développement du thorax est incomplet et ne détermine pas de douleur; poitrine sonore en tout sens; pouls petit, concentré, accéléré, avec un peu de vivacité; épigastre insensible; la pression

de cette région est incommode plus qu'elle n'est douloureuse; les régions iliaques sont douloureuses à la pression; ailleurs, l'abdomen ne présente rien de particulier; urines et selles; agitation des bras que la malade sort des couvertures à chaque instant; pieds agités de temps à autre.

(*Prescription:* Quinze sangsues à chacune des régions iliaques; (la malade lutte pour ne pas avoir de sangsues qui toutefois sont appliquées). Tiers de lavemens avec l'eau de riz amydonnée (que la malade ne prend pas, ne désirant pas changer de place); eau de riz pour boisson.

14 *mai au soir, à sept heures:* Décubitus sur le dos, seul susceptible de produire du calme; visage altéré; nez effilé; joues colorées; le cercle des yeux se prononce davantage. Il y a eu dans la journée de nouvelles nausées, des accès de vomissemens tellement douloureux, que la malade appréhende extrêmement leur retour. Elle compare l'arrivée de ces efforts à un accès dans lequel elle perdrait connaissance. Elle éprouve, du reste, moins de douleur à l'abdomen que le matin. Les mouvemens qu'elle a faits ont été plus faciles, moins douloureux: quoique nous eussions cependant recommandé le repos le plus absolu. Respiration peu gênée; *pouls imperceptible aux radiales*; une légère vibration se fait à peine sentir. Douleur aux lombes et surtout au coccix; tiraillemens aux cuisses, aux pieds quelle relève; agitation; impatience; mains fraîches; pieds tièdes.

Une consultation demandée par nous, vu la gravité de la circonstance et à la quelle fut appelé M.

le docteur Terquem, est suivie de la prescription suivante : arrêter l'écoulement du sang des piqûres de sangsues ; potion avec six gouttes de laudanum, trois onces d'infusum de tilleul, une once de sirop de fleurs d'oranger, à prendre par cuillerées ; eau gommeuse non édulcorée.

15 *mai, à quatre heures du matin :* Nuit douloureuse ; insomnie ; agitation ; impatiences continuelles ; la malade veut changer de position à chaque instant, et chaque changement ramène la disposition aux faiblesses, aux lipothymies avec nausées. Ces syncopes auraient infailliblement lieu, si la malade ne se remettait de suite sur le dos. Les frictions avec le vinaigre aux tempes, au front ; l'action de respirer le vinaigre, soulage, et fait revenir la malade qui a pris une faible quantité de sa potion. Visage pâle ; joues très-peu colorées ; tête indolore ; intelligence libre ; réponses faciles et exactes ; langue avec tendance à la sécheresse ; soif ; gorge libre ; la malade boit peu ; elle voudrait boire de l'eau froide ; nous nous y opposons ; respiration gênée au niveau de l'appendice xyphoïde ; la pression vers cette région rend la respiration encore plus pénible. *Le pouls est totalement imperceptible aux radiales* (1). L'abdomen, ailleurs qu'à l'épigastre, est indolore. Un cataplasme chaud mis à l'épigastre est insupportable.

---

(1) Ce symptôme a été reconnu pendant sa durée par M. le docteur Terquem, cité plus haut, et par MM. Durand, docteur en médecine, et Milliet, alors élèves à l'hôpital militaire d'instruction de Metz, ainsi que par quelques personnes de la maison.

(*Prescription:* Sept sangsues sont appliquées au bas du sternum et donnent beaucoup ; cataplasmes sinapisés aux mollets ; potion avec un quart de grain d'acétate de morphine, une once d'infusum de tilleul et une demie once de sirop de sucre. Sucer des quartiers d'oranges.)

Cette prescription est suivie d'une amélioration notable, d'un calme plus grand ; mais le pouls ne reparaît pas encore.

15 *mai, à dix heures du matin:* Point de sommeil ; depuis six heures du matin, le temps s'est écoulé très-rapidement ; visage meilleur ; *le pouls est reparu après quinze heures d'absence* ; il est mou, accéléré, presque sans vivacité, mais très-distinct à chaque avant-bras. Soif ; quartiers d'oranges sucés ; urines rendues en très-petite quantité ; point de selles ; les sinapismes sont remplacés par des cataplasmes dont l'application occasionne une assez vive douleur, qui toutefois est supportable. Nouvelle potion avec un quart de grain d'acétate de morphine. Un bouillon très-léger est pris à deux heures de l'après-midi.

15 *mai, à trois heures et demie:* Il y a eu du sommeil ; la satisfaction brille sur le visage de la malade, dont la physionomie présente une légère coloration ; langue humide partout, et d'une couleur rosée naturelle ; soif continuelle ; l'infusion de bouillon blanc quoiqu'agréable, ne désaltère pas assez : la crainte de voir renaître les coliques, empêche l'usage des boissons froides souhaitées par la malade ; le jus d'orange avec l'eau sucrée est conseillé. Respiration complète, indolore ; sentiment d'un serrement

léger à l'épigastre; légère douleur au côté droit de la région ombilicale; la malade ne peut supporter les cataplasmes; des flanelles chaudes sont seules appliquées sur l'abdomen; selles; urines; picottemens des mollets; repos recommandé; point de conversations bruyantes.

15 *mai, à sept heures et demie du soir:* Décubitus sur le dos, seule position convenable pour obtenir de la tranquillité; la malade sort sans cesse les bras du lit, remue les pieds, lève la tête; elle voudrait manger de la pomme cuite; et pourtant la langue est sèche à son centre; soif vive; deux vomissemens ont eu lieu; ils ont été excités par de la gelée de pommes dont la malade a pris quelques cuillerées; cette gelée paraît trop douce; les vomissemens n'ont pas été douloureux; ils ont déterminé l'expulsion des boissons prises auparavant. L'épigastre n'est ni serré ni douloureux; reste de l'abdomen indolore; la douleur du flanc droit n'est pas reparue; depuis la précédente visite, la malade a uriné trois fois; l'urine est jaune brunâtre; respiration libre; pouls radial mou, régulier, ondulatoire, toujours avec une légère accélération; mains fraîches; température ordinaire pour le reste du corps.

(*Prescription :* Repos absolu; Diète absolue; bouillon blanc et jus d'orange avec eau sucrée; nouvelle potion avec le quart de grain d'acétate de morphine. (La malade nous dit quelle s'est efforcée de ne pas dormir le jour pour rester tranquille la nuit.) Bas de laine aux pieds; cataplasmes émolliens renouvellés.

16 *mai à 4 heures trois quarts du matin.* Mlle A. B. a dormi toute la nuit d'un sommeil léger. Visage calme et naturel; intelligence parfaite; réponses exactes; désir de manger provoqué par des tiraillemens épigastriques; la malade dit éprouver des sentimens tout à fait analogues quand elle se porte bien. Langue toujours plate avec sécheresse de sa surface; gêne de la langue et des autres parties de la bouche; et pourtant l'ingestion des boissons répugne; il y a eu encore cette nuit deux envies de vomir qui ont été suivies du besoin d'être ranimé par le vinaigre. Poitrine libre; une inspiration complète ne développe aucune douleur; serrement épigastrique disparu; pouls relevé, régulier, sans vivacité et très-peu accéléré; abdomen indolore en tout point; urines fréquentes; moins chargées qu'hier; point de selles; point d'agitation; calme très-grand la nuit; peau réchauffée.

(Continuation des boissons et des prescriptions de la veille.)

16 *mai à 11 heures du matin:* désir extrême de manger; tiraillement à l'épigastre que la malade attribue à la faim. Visage bon; nez rougi par le vinaigre que la malade a du respirer à chaque instant pour prévenir les faiblesses: langue plate, sèche au centre et à la base; soif; toujours désir de boissons froides; respiration libre; pouls petit, plus vite que dans l'état normal, dépressible, trés-régulier; abdomen indolore à la pression; urines faciles et peu chargées; peau sèche et chaude; calme général plus grand; moindre tendance aux mouvemens; les bras sont tenus hors des couvertures.

(*Prescription :* Le besoin du repos engage à ne pas faire le lit de la malade, qui n'a pas été touché depuis plusieurs jours. Bouillon de poulet très-léger; eau d'oranges et eau de pruneaux; poire cuite et jus de poire. *id.*, *id.*

16 *mai au soir :* Douleur très-légère au flanc droit, développée par la pression. (Cataplasme sur l'abdomen.)

17 *mai au matin :* Sommeil léger pendant la nuit ; visage très-coloré ; bouche toujours sèche, malgré qu'elle soit humectée de temps à autre ; la boisson disparaît très-rapidement ; respiration complètement libre ; pouls élevé, accéléré, vite, vif et régulier, mais mou, dépressible. Epigastre indolore ; le flanc droit comprimé, développe une douleur obscure ; point de selles, malgré les lavemens huileux d'hier au soir ; urines claires ; mollets présentant l'érythème produit par les cataplasmes sinapisés. (Mêmes prescriptions d'hier ; lavement avec un verre d'huile douce.)

17 *mai, à six heures du soir :* Même état ; application sur le flanc droit de quinze sangsues qui donnent beaucoup.

17 *mai, à dix heures du soir :* Langue plate et humide ; peau moite ; pouls développé, vif et accéléré. (Potion avec un quart de grain d'acétate de morphine.)

18 *mai au matin :* Nuit calme ; sommeil ; visage avec coloration tout-à-fait naturelle ; yeux toujours très-légèrement ternes ; langue plate et humide ; respiration libre ; pouls assez développé, accéléré et

avec un peu de vivacité ; flanc droit indolore, ainsi que le reste de l'abdomen ; peau moite, urines rares et difficiles à expulser.

(*Prescription :* Repos au lit; quelques cuillerées à café de confiture de mirabelles ; jus de poire cuite ; infusum de bouillon blanc et orangeade ; cataplasme sur l'abdomen ; tiers de lavement avec l'infusum de graine de lin. (Selles aqueuses). Le petit lait est essayé, mais repugne trop.

19 *mai au matin:* Nuit mauvaise à cause de la chaleur générale, et de la fièvre qui ne cesse pas. Visage toujours un peu altéré, plus coloré qu'à l'ordinaire; nez effilé; joues chaudes; lèvres sèches et pâles; langue plate, large, base jaunâtre, tendance à la sécheresse vers le centre ; respiration libre ; pouls offrant le même caractère qu'hier ; abdomen indolore; urines ; selles nulles ; peau sèche.

(*Prescription :* Repos au lit; nouveaux cataplasmes sinapisés aux mollets ; cataplasmes sur l'abdomen ; fomentations avec l'oxycrat sur le front ; orgeat.

19, *à midi et le soir :* Même état. Potion avec le quart de grain d'acétate de morphine.

20 *mai :* Nuit bonne, grâce à la potion avec l'acétate de morphine ; appétit ; tiraillement épigastrique; abdomen indolore ; peau sèche ; pouls toujours vif, accéléré ; écorchure au sacrum. (*Mêmes prescriptions d'hier.*)—Quatre pointes d'asperges à la sauce blanche pour essai.)

21 : Malgré la potion, la nuit a été mauvaise, à cause de la profonde ulcération du sacrum, entretenue par l'urine qui passe sur la plaie résultante de la

chute de l'escarrhe. Le moindre mouvement du bassin occasionne une vive douleur. Engourdissement passager du bras et de la jambe gauches. (Mêmes prescriptions : plaie pansée avec cérat opiacé ; infusum de bouillon blanc.)

22 *:* Nuit bonne; visage un peu coloré; langue plate et humide; pouls un peu accéléré, presque naturel; engourdissement de la cuisse, de la jambe et du pied gauches qui tourmente la malade; elle change de position avec facilité, et se place de côté pour éviter d'irriter la plaie.

23 *mai:* L'engourdissement n'a pas eu de suites. Il est disparu sans le secours des décoctions de pavot et de belladonne que nous avions prescrites. Des pruneaux sont ingérés.

24, 25, 26 *:* Amélioration progressive. Appétit; ingestion de quelques alimens légers. La plaie du sacrum se nettoie et se rétrécit.

27 *:* Nuit mauvaise; mollet gauche douloureux; il n'est ni gonflé, ni rougi. Cuisse gauche flasque et infiltrée.

(Fomentations ; cataplasmes avec la décoction de belladonna.)

28, 29, 30 *:* Calme, et amélioration de plus en plus grande.

Passé le 30 mai, la malade se lève, s'assied sur un fauteuil, et entre dans une convalescence longue, pénible, mais dont un rétablissement complet a été la suite. *Le* 21 *juillet* 1832, la malade jouissait depuis fort long-temps, de la plénitude de toutes ses facultés, et ne conservait aucune trace de la maladie qui l'avait mise aux portes du tombeau.

DEUXIÈME PARTIE.

GÉNÉRALISATION DES FAITS PARTICULIERS,

OU

EXPOSITION GÉNÉRALE DE LA MALADIE.

PREMIER CHAPITRE.

CAUSES DE L'ÉPIDÉMIE.

PREMIÈRE SECTION.

CAUSE PROCHAINE.

Une question se présente d'abord à l'esprit quand on réfléchit sur les désastreux effets du choléra, se propageant de ville en ville, de province en province, et répandant de tout côté la mort et l'effroi: cette question est celle de la cause du fléau. Tel est, en effet, le besoin de notre intelligence, qu'avec des phénomènes nouveaux ou inattendus, qu'avec des événemens extraordinaires, il faut aussi nécessairement des causes nouvelles, des motifs nouveaux, inattendus ou extraordinaires qui expliquent à nos yeux cette multitude d'effets dont nous sommes témoins. Et, comme notre désir de savoir croît en raison de l'intérêt que nous avons à connaître, il s'ensuit que l'extrême gravité du choléra a véritablement préoccupé les esprits au plus haut dégré.

Quelque juste, quelque nécessaire que fût cette préoccupation, il faut avouer que dans nos recherches, nous sommes restés au-dessous de ce qu'attendait la foule, spectatrice intéressée à nos succès. Il ne faut accuser de ce contre-tems que l'imperfection de nos moyens d'expérimentation qui font qu'une multitude d'agens très-réels nous échappent, ou deviennent insaisissables.

Chacun sait que nos sens, si péniblement affectés quelquefois par les odeurs, sont des sentinelles plus sûres, des guides plus certains de la pureté de l'air, que la plûpart des eudiomètres employés en chymie. Qui ne sait que l'air pris dans une salle de malades, dans une latrine, dans une maison, sur une place, à la surface de la terre ou à plus d'une lieue et demie au-dessus du niveau de la mer, (1) n'a cependant présenté, malgré cette différence si grande d'origine, aucune différence dans la proportion et presque dans le nombre de ses élémens chimiques constituans. Or, si nos sens sont incomparablement plus délicats que les instrumens ordinaires de chimie; s'il est des agens qui les affectent, et dont la matérialité soit difficile à constater en chimie, ne peut-on admettre qu'il y en ait de tellement subtils qu'ils n'influent que lentement ou à notre insu sur nos organes, et ne soient reconnaissables que par leurs effets ?

Tels paraissent être, en effet, les agens de la variole, de la rougeole, de la scarlatine, tel est

(1) M. Gay-Lussac s'est élevé, en 1804, dans un aërostat, à la hauteur de 3600 toises au-dessus du niveau de la mer. A 3,300 toises, on ne rencontre plus sur les montagnes aucune trace de végétation.

probablement aussi l'agent du Choléra. Le mettre en doute, ce serait abjurer toute observation, ce serait renier notre intelligence, qui pour toute série de phénomènes distincts, veut une cause distincte.

Maintenant quelle est cette cause? Est-ce seulement une modification électrique du corps humain, lequel sur le moindre trouble gastrique, précipite certains élémens liquides vers le canal digestif, et en prive le fluide le plus essentiel de l'économie (*le sang*), devenu par là, incapable de remplir son but?

Ou bien, est-ce, au contraire, un miasme répandu dans l'air, qui pénètrant lentement ou rapidement dans nos organes, par les voies de la respiration, est d'abord expulsé par les surfaces muqueuses digestives, avec les fluides sécrétés par ses surfaces; mais qui bientôt, par son séjour dans l'économie, détermine chez les individus irritables une subite ou lente altération du sang, et par suite, les symptômes les plus graves et les plus alarmans?

Sans doute, il nous est impossible de répondre en ce moment, à ces questions. Nous n'avons aucune donnée positive pour nous guider; l'air des divers quartiers de Paris, analysé durant l'épidémie, par M. Julia Fontenelle, n'a offert aucune différence chymique. Et les analyses du sang des cholériques faites par MM. Rayer, Thomson et Lassaigne, signalent plutôt des effets que des causes de maladie.

Quand à *l'acide libre*, que M. Hermann de Moscou

disait avoir trouvé dans le sang, les chimistes précités l'ont vainement cherché.

Un fait trouve ici sa place; c'est l'odeur spéciale, *sui generis* des cholériques. Nous ignorons si elle a été remarquée par un grand nombre de médecins. Nous avons été étonnés, toutefois, de ne pas la voir notée dans les ouvrages recommandables, récemment publiés sur cette affection. Sans vouloir nous donner comme possédant un odorat plus délicat ou plus fin, nous ne pouvons cependant résister à l'évidence d'une sensation olfactive toute particulière que nous signalons comme nous ayant vivement frappé en approchant de quelques cholériques. Tous ne la présentaient pas au même degré; mais nous l'avons reconnue sur un assez grand nombre de sujets; et, chaque fois, elle était parfaitement identique et réveillait en quelque sorte l'organe olfactif par sa spécialité. Nous en avons été notamment frappé à l'égard de G. — dont la maladie est relatée (*observation* 19e) plus haut. Plusieurs malades de l'hôpital militaire l'ont offerte; et un jeune garçon de six ans, qui a été atteint d'un choléra peu grave, dont il est guéri, l'a présentée à un dégré très-prononcé.

Nous ne pouvons comparer cette odeur, que nous n'avions jamais sentie, qu'à celle de *souris* ou d'un linge usé sur le corps d'un individu, odeur pénétrante et en quelque sorte aromatique.

Nous savons tout ce qu'une odeur a de fugace; mais il est positif que rien n'indique plus sûrement la nature intime d'un corps, ou les changemens qu'il subit dans sa composition, que les odeurs qu'il exhale. C'est à ce titre que l'observation de *l'odeur cholérique* peut être utile pour constater, soit la cause même du mal, soit ses effets sur l'économie(1).

En supposant que, dans cette circonstance, l'odeur fût l'indice de l'agent cholérique lui-même, ou pût même communiquer l'affection, nous devons dire que son inspiration n'a point déterminé sur nous, de choléra, ni rien qui pût y avoir rapport.

Mais, s'il est extrêmement difficile, sur des données de ce genre, de rien affirmer, du moins est-il permis d'établir un rapprochement qui, par voie d'analogie, pourra peut-être éclairer l'étiologie du choléra.

Il est constant que le séjour dans les salles de dissection, détermine chez les sujets faibles ou délicats des diarrhées qui cessent avec la cause qui les excite. Il est également démontré que l'injection de fluides putrides dans les veines (2) produit des déjections

---

(1) Le docteur Whitelan Ainslie, qui a pratiqué dans l'Inde pendant plus de trente ans et qui fut président du comité chargé de recherches sur la nature de l'épidémie qui règna en 1809, 1810 et 1811, dans l'Inde méridionale, dit que dans certaines autopsies de cholériques, en ouvrant l'abdomen, il s'en exhalait une odeur particulière et contre nature, fort dangereuse à respirer. Le même praticien attribue le choléra à un changement de l'état électrique de l'air, et nie sa contagion. *Obs. on the choléra, lond.* 1825. (Bull. Ferrussac, septembre 1825.

(2) Voyez les expériences si intéressantes de M. Gaspard, sur les affections putrides, insérées dans le journal de physiologie expérimentale de M. le professeur Magendie.

par le bas et des vomissemens, suivis d'ecchymoses sur le cœur et dans diverses parties du corps. Ces phénomènes sont accompagnés de l'altération du sang, de l'irritation des centres nerveux ; en un mot, des symptômes les plus graves et de la mort.

Or, que penser d'une maladie qui détermine tous ces phénomènes? Ne peut-on pas raisonnablement lui donner pour cause des agens analogues à ceux qui déterminent des effets semblables? Ou faudra-t-il créer tout exprès pour le choléra, quelque chose de particulier qui n'aura rapport à rien?

Si donc nos moyens d'investigation ont été impuissans jusqu'à ce jour, l'analogie vient à notre aide, et ne nous permet pas de douter que quelque chose de matériel, introduit ou absorbé par une voie quelconque du corps, en agissant sur nos organes, y détermine les phénomènes que nous connaissons.

D'ailleurs si nous avons égard à ce qu'ont observé dans l'Inde (pays où le choléra est épidémique depuis 1817), des médecins sans prévention et dignes de toute notre confiance, nous verrons que cette affection paraît s'y développer sous l'influence des brouillards épais et infectes qui s'élèvent des plaines marécageuses du bengale où l'on cultive le riz. *Ce fut, en effet,* dit M. le docteur O'Neill, officier de santé de la marine royale, dont la dissertation inaugurale (1) relate son voyage à Calcutta en 1818; *ce ne fut que lorsque nous parvînmes dans les endroits*

(1) Dissertation sur le Choléra-Morbus, soutenue à la Faculté de médecine de Paris, par C. F. O'Neill; Paris 1821.

étroits de la rivière (de l'Ougly, bras du Gange), *où le navire était enveloppé tous les soirs par les brouillards, que l'équipage dont je faisais partie en fut atteint. Nous n'avions encore rien changé à nos habitudes ordinaires.* Nous aurons occasion de prouver plus tard, que l'affection observée par M. le docteur O'Neill, ne présentait point de différences notables de celle dont nous venons d'être témoins.

Toutefois, il serait difficile de dire si, à Metz, l'influence des brouillards fut pour quelque chose dans la naissance de l'épidémie. L'inspection des tables météorologiques, démontre que dans cette ville, pendant les mois de mai et juin 1832, le ciel fut presque toujours couvert, et l'air humide, sinon pluvieux. Ce fut durant ces mois que l'épidémie éclata. Les mois de juillet et août offrirent ensuite de beaux jours entremêlés de mauvais; et l'épidémie finit en septembre.

Mais on a signalé un brouillard extraordinaire, observé en 1831, qu'on ne croit pas étranger à l'apparition du choléra en Europe. C'est aux physiciens qui ont recueilli des observations à cet égard à les présenter pour faire constater son influence.

D'ailleurs, il est assez singulier que le choléra ait sévi avec une préférance si marquée dans tous les lieux bas et humides; dans ceux exposés au nord et au couchant, lorsque ceux qui étaient secs et élevés, ou bien exposés au levant ou au midi, étaient presque partout préservés ou très-faiblement atteints.

Sans rappeler, en effet, l'observation faite à Berlin, que dans les rues de l'est à l'ouest, le côté nord de ces rues, dont les maisons font face au midi, étaient épargnées par le fleau, tandis que l'autre était extrêmement maltraité; sans insister non plus sur la retraite ou l'élévation du consul de France à Tifflis, sur une hauteur voisine de la ville, où il resta intact pendant toute la durée du fléau; nous dirons qu'en France la marche de l'épidémie a signalé partout cette influence funeste des lieux bas et humides.

Nous devons à cette circonstance, la rigueur avec laquelle le fléau s'est appesanti sur Paris, sur Conflans, Ste.-Honorine et autres villages humides des bords de la Seine; sur Meaux, sur Etain, sur Metz et les villages bas et humides du département de la Moselle (1); lorsqu'il laissait intact St.-Germain en Laye, par exemple, et tant d'autres lieux élevés autour desquels sévissait le fléau. Nancy, dont les rues larges et les maisons en général spacieuses, n'a presque pas eu de cholériques, forme avec Metz, si maltraité, un contraste frappant qui prouve combien cette dernière ville, par sa position sur les bras de la Moselle et sur la Seille a du souffrir.

A Nantes, c'est par le quartier de l'hermitage, situé à l'ouest de la ville, sur la rive droite de la Loire, et où les maisons sont resserrées et humides,

---

(1) Le village de Rombas, placé sur une hauteur, à trois lieues nord de Metz, sur la rive droite de l'Orne, n'a point eu de cholériques; tandis que Moyeuvre, placé dans la vallée même de l'Orne, et tout à côté de Rombas, en présentait un grand nombre. Cependant les communications entre les deux villages n'étaient point interrompues.

que le choléra a débuté. D'ailleurs, c'est aussi cette partie de la ville qui est la première influencée par les vents froids et humides du couchant. Puis, ce sont les ruelles qui avoisinent le *sanitat*, populeuses, malpropres, peu aërées, inaccessibles au soleil, toujours humides, qui ont été les plus maltraités (33e livraison du journal de la société acad. de la Loire inférieure).

Ce n'est pas d'ailleurs un fait nouveau ; les villes placées sur les fleuves ou ports de mer, ont été toujours plutôt et plus gravement atteintes.

Et tout récemment encore, le retour du choléra à Rotterdam, à Anvers, et dans quelques autres villes d'Angleterre, prouve cette affinité du choléra pour les villes froides et humides.

Soit, donc, qu'on considère les brouillards, l'eau évaporée, ou tenue en suspension dans l'air comme le véhicule de l'agent cholérigène, ou comme une cause favorable à la production du choléra, toujours est-il qu'il faut signaler cette circonstance comme capitale dans l'origine et la persistance de toute épidémie cholérique. (1)

(1) Nous ne pouvons quitter ce sujet, sans faire remarquer que l'humidité de l'air a la propriété de s'imprégner des miasmes ou émanations organiques de la terre; et que c'est ainsi que les odeurs fétides se propagent quelquefois à de grandes distances. L'odeur des latrines qui se répand avec tant de rapidité quand la pluie est prête à tomber, accuse cette avidité des émanations organiques pour l'eau que l'air tient en suspension.

DEUXIÈME SECTION.

CAUSES PRÉDISPOSANTES ET OCCASIONNELLES.

Les circonstances *extra-individuelles* qui disposaient au choléra, étaient en première ligne le froid et l'humidité. C'est ce qui résulte des observations recueillies, quand la remarque a pu en être faite.

Nous venons de parler de l'influence des brouillards et de l'air humide. Nous ajoutons que c'est à l'impression du froid, au moment où la Moselle était gonflée par les eaux dues à la fonte des neiges, que P. (Observation deuxième), en octobre 1831, dut sa maladie.

Que c'est dans une maison délabrée et convertie en lac, par la stagnation des eaux pluviales (dans la maison dite le *Crucifix*), que nous visitâmes, dans la matinée du 2 mai 1832, le second individu atteint du choléra épidémique à Metz; domicile où avait déjà été atteint le premier malade.

C'est au fond d'une plaine traversée du sud au nord par la Moselle, que Thionville est placée, encaissée par ses remparts, entourée d'arbres élevés qui rendent stagnant l'air humide qu'y respirent ses habitans. Aussi l'épidémie y a-t-elle éclaté avant qu'elle eût définitivement envahi Metz. Et l'hôpital militaire de Thionville, qui a été plus particulièrement maltraité, est-il dans une position qui explique cette prédilection du fléau. Entouré d'arbres de tous côtés, excepté vers le couchant et sur le bord de la Moselle, comment aurait-il pu échapper à l'influence de l'humidité? En outre, l'encombrement et l'étroitesse des salles basses que présente cet établissement, s'ajoutaient à sa situation pour rendre le mal plus inévitable.

Une seconde circonstance prédisposante du choléra, était l'étroitesse des lieux ou l'encombrement. C'est ainsi que le premier cholérique qui se déclara à l'hôpital militaire de Thionville, lors de notre arrivée dans cette ville, fut un sergent des ouvriers d'administration, couchant avec ses camarades dans une salle étroite et encombrée, où, par surcroit de circonstances, mangeaient habituellement les ouvriers. Cette salle dût être débarrassée immédiatement après cet incident.

Comme aussi le développement du choléra, dans les habitations les plus nombreuses, atteste cette influence des grandes réunions qui a été constatée à Metz comme à Paris.

La statistique si belle du quartier de la Sorbonne, à Paris, par un philantrope, M. Chaudé, et rapportée dans l'ouvrage de M. le professeur Bouillaud, sur le choléra, prouve qu'à Paris, les mêmes influences produisirent les mêmes effets.

Que, notamment, les rues les plus maltraitées furent celles qui vont de l'est à l'ouest; et que la partie basse, humide et obscure du quartier de la

Sorbonne, présenta une mortalité bien autrement considérable que celle de la partie haute.

Quand aux prédispositions individuelles pour le choléra, il faut remarquer qu'à Metz, les femmes ne parurent pas épargnées par le fléau, comme à Paris dans le principe de l'épidémie. Elles furent, au contraire, atteintes en plus grand nombre. En effet, sur 1843 cas de choléra signalés, 1041 appartiennent au sexe féminin, et seulement 802 au sexe masculin.

Sous le rapport de l'âge, les différences suivantes ont été signalées. Sur un nombre de 1572 cholériques de la ville, chez lesquels l'âge a été déterminé, on en voit

de 1 à 5 ans	47.
de 5 à 10	23.
de 10 à 20	114.
de 20 à 30	193.
de 30 à 40	338.
de 40 à 50	270.
de 50 à 60	240.
de 60 à 70	212.
de 70 à 80	102.
de 80 à 92 (1)	33.
Total.	1572.

Parmi les 99 militaires atteints à Metz du choléra, le plus grand nombre étaient âgés de 20 à 30 ans. Un seul en fut atteint à l'âge de 63 ans.

Quant à la constitution, nous dirons que celle des militaires traités à l'hôpital militaire de Metz,

(1) Ce nombre exprime les années du cholérique le plus âgé.

était forte chez la plupart d'entr'eux. Et cette circonstance est peu consolante, puisqu'elle ne laissait à personne l'espoir d'échapper au mal.

On avait, en effet, tant proclamé la faiblesse des individus comme prédisposante, qu'il était permis de s'étonner du contraire. Combien n'avons-nous pas, en effet, été surpris de ne voir naître chez F. (Observation 26e), si fort, si jeune, si vigoureux, pas le plus léger indice de réaction, pas le plus mince espoir de vie!

Mais en ville, les individus atteints, et surtout ceux qui succombaient, parurent être principalement des individus délicats ou affaiblis.

Les tempéramens sanguins et bilieux, *ex œquo*, étaient ceux du plus grand nombre des militaires traités à l'hôpital de Metz. En ville, le tempérament sanguin chez les femmes, ainsi que le tempérament bilieux ou nerveux chez les hommes, nous ont paru prédominer.

Quant aux professions, il est à remarquer que le nombre des militaires atteints à Metz, est excessivement faible, puisque sur une garnison de *dix mille hommes*, l'hôpital militaire de Metz n'a reçu que *quatre vingt-dix-neuf* cholériques pendant l'épidémie; ce qui ne fait qu'*un centième* de la garnison.

Dans le nombre des *quarante-sept* cholériques que nous avons personnellement soignés à l'hôpital militaire de Metz, *seize* appartenaient au 65e régiment de ligne, caserné aux bâtimens de Coislin, placés au centre d'un quartier populeux; *sept* seulement au 26e de ligne, caserné au Fort, dans une situation très-salubre; *dix* au 2e régiment du génie, qui loge aux bâtimens de la Citadelle; *un* aux ouvriers du génie; *six* au 9e régiment d'artillerie; *un* au 2e régiment de la même arme; *trois* au 6e escadron du train d'artillerie; *un* aux ouvriers d'artillerie; *un* au 4e régiment de lanciers, ayant un escadron à Metz; *un* aux ouvriers d'administration, casernés à la Basse-Seille.

A Thionville, sur une garnison de plus de *deux mille hommes*, il a été traité à l'hôpital militaire de la ville, *quatre-vingt-douze* cholériques, ce qui fait près d'*un vingtième* de la garnison.

Du 10 au 23 juin 1832, *trente-trois cholériques*, en partie convalescens, ont été traités par nous à l'hôpital militaire de Thionville. Sur ce nombre, 15 appartenaient au 58e régiment de ligne, ayant plus de 1,300 hommes; 1 au 13e léger; 4 à la compagnie du 2e du génie en garnison à Thionville, forte de 127 hommes; 7 au 4e lanciers, ayant à Thionville plus de 700 cavaliers; 3 aux ouvriers d'administration faisant le service à l'hôpital; 1 employé de la pharmacie.

Dans la ville de Metz, sur une population de plus de 45,000 habitans, il n'y a pas eu moins de 1,843 cholériques; c'est du moins ce qui résulte de l'examen du régistre tenu lors de l'épidémie, par M. Lionnard, commissaire de police de la ville, qui a eu la bonté de nous le communiquer et à qui nous adressons nos remercîmens. Ce nombre établit pour la population de Metz, la proportion suivante: 1 atteint sur 24 habitans.

1				1			1			19	6
			1							19	5
				1						14	11
1				2						12	5
1				1			1			15	3
1				1						13	6
				1						4	3

Cas déterminés

Cas indéterminés

Venus du dehors

déterminés......

indéterminés......

Marche topographique du Choléra Morbus dans la ville de Metz en 1832 par J. J. Pascal

(D'après les Régistres de la ville, voyez page 226 du mémoire)

Date	[illegible]	2e Quartier du Pontiffroid	3e Quartier du Pont des Morts	[illegible]	5e Quartier de l'Arsenal	6e Quartier de la Bibliothèque	7e Quartier des Recollets	8e Quartier de la Cathédrale	9e Quartier du Palais de Justice	10e Quartier de Notredame	11e Quartier de l'Evêché	12e Quartier de Coislin	13e Quartier Mazelle	14e Quartier des Allemands	Etablissements publics	Total des atteints	Décès	Observations
Année 1832																		

Récapitulation

Atteints du Choléra	Cas déterminés	1784	Total	1843
	Cas indéterminés	32		
	Venus du dehors	7		
Décès	à jour déterminé	784	Total	802
	à jour indéterminé	18		

Proportion des morts aux guéris comme 1 est à 2 [illegible]

Tableau N°2, page 244 du mémoire sur le Choléra morbus de Metz.

(1) Ce cas signalé rue des roches n'a pas été porté sur les registres de la ville. Il est indiqué ici comme [illegible].

Lith. de Dembour graveur à Metz.

Quant aux diverses classes de la population de Metz qui ont souffert du fléau, il est difficile de dire celles qui ont été le plus maltraitées. Les classes pauvres, aisées et riches paraissent avoir à peu près également souffert, chacune en proportion du nombre des individus qui les composent. Le tableau ci-joint, qui présente l'indication du genre de profession de 673 cholériques, en fournit une preuve. (Tableau n° 1er.)

On s'attendait à voir certains quartiers de la ville attaqués de préférence, et la réalité a prouvé qu'on s'était trompé. C'est ainsi que le quartier de l'Arsenal n'a pas souffert autant qu'on l'aurait cru. Habité généralement par des Israélites, on n'a vu que très-peu de cholériques parmi eux, circonstance qu'on a rapportée à la régularité de leur régime, et à leur éloignement pour les excès de tout genre.

Il faut attribuer à des circonstances analogues le peu d'atteintes observées chez les pêcheurs de la Moselle, habitant presque tous la rue des Roches, qui est loin d'offrir les conditions de salubrité désirables. Ici l'influence fâcheuse de l'habitation se trouvait neutralisée par les habitudes individuelles.

Cette influence d'un régime convenable, a été bien évidente dans les divers corps de troupe, où ceux-là seuls qui commettaient des imprudences, tombaient malades.

Tableau n° 1. **TABLEAU** *de 673 cholériques, distribués suivant leurs professions.*

Page 227.

Nº d'ordre	Professions.	Nombre de malades.	Nº d'ordre	Professions.	Nombre de malades.
1	Amidonier	1	54	Huissier	3
2	Artiste	1	55	Journalier	32
3	Armurier	1	56	Imprimeur	1
4	Brocanteur	3	57	Indigent	9
5	Dlle de boutique	1	58	Jardinier	8
6	Brasseur	2	59	Infimier	1
7	Brodeuse	12	60	Laveuse	7
8	Bottier	3	61	Laitier	3
9	Bandagiste	1	62	Musicien	3
10	Boucher	4	63	Marchand de vin	2
11	Boulanger	7	64	Marchand de bois	1
12	Blanchisseuse	1	65	Meunier	1
13	Brossier	2	66	Marchand	9
14	Batellier	1	67	Médecin	2
15	Bijoutier	1	68	Militaire	16
16	Colporteur	1	69	Menuisier	18
17	Couturière	51	70	Maçon	5
18	Cabaretier	12	71	Mendiant	5
19	Cordier	1	72	Manœuvre	82
20	Charcutier	2	73	Nourrice	1
21	Cordonnier	21	74	Négociant	1
22	Cuisinière	1	75	Poudrier	1
23	Courtier	3	76	Pompier	1
24	Charpentier	4	77	Propriétaire	16
25	Chandellier	2	78	Patissier	2
26	Comédien	1	79	Platrier	1
27	Cloutier	3	80	Professeur	4
28	Couvreur	4	81	Peintre	2
29	Cocher	1	82	Portier	5
30	Chapelier	4	83	Pharmacien	3
31	Coutellier	4	84	Perruquier	2
32	Confiseur	4	85	Prêtre	2
33	Cafetier	1	86	Rentier	41
34	Cultivateur	1	87	Revendeuse	12
35	Chaudronier	2	88	Repasseuse	4
36	Charron	1	89	Relieur	2
37	Dègraisseuse	1	90	Ex-Religieux	1
38	Drapier	9	91	Savoyard	1
39	Etudiant	2	92	Scieur	2
40	Employés	17	93	Serrurier	9
41	Epicier	8	94	Servante	51
42	Epinglier	1	95	Sellier	6
43	Eperonnier	1	96	Tourneur	2
44	Entrepreneur	3	97	Tailleur	20
45	Fileuse	8	98	Tanneur	10
46	Ferblantier	4	99	Tapissier	1
47	Forgeron	5	100	Teinturier	1
48	Fondeur	1	101	Tisserand	8
49	Fille publique	2	102	Tonnelier	5
50	Gargotier	1	103	Vigneron	10
51	Grainetier	1	104	Voiturier	7
52	Gantier	1	105	Voyageuse	1
53	Horloger	3	106	Passementier	3

TOTAL...... 106 Profession. Indvidus 673

Les causes occasionnelles du choléra étaient presque toujours, en effet, une imprudence. Ici le mal succèdait à l'ingestion de fruits verts, de cerises, par exemple : là, l'usage du melon, trop froid, semblait interrompre à l'instant l'action de l'estomac et déterminer immédiatement la lienterie. (1) Les boissons et les alimens qui donnaient un peu de ton à l'estomac, sans l'irriter, paraissaient, au contraire, produire les résultats les plus avantageux.

Aussi s'est-on parfaitement bien trouvé des distributions de vin faites aux troupes. Celles qui ont été ordonnées à Thionville ont produit d'excellens effets.

L'usage de l'eau-de-vie, même en petite quantité, a, bien au contraire, été presque toujours suivi de résultats facheux. Il en est de même de l'eau froide, du vin pur, pour ceux qui n'en faisaient pas usage ; ce qui tend à prouver que tout ce qui faisait sortir l'appareil digestif de son état de calme habituel provoquait le mal.

A Paris, les premiers individus atteints avaient été ceux qui étaient habitués à boire de l'eau-de-vie à jeun. On a également signalé, dans d'autres pays, l'effet

(1) C'est à l'usage de ce fruit qu'il faut bien certainement attribuer la mort de l'estimable Mr Judas, pharmacien en chef et premier professeur de l'hôpital militaire de Metz, ainsi que celle de sa fille aînée. Il acheva son diner, le 19 août 1833, avec cette substance, dont il parait qu'il prit en assez grande quantité. Trois heures après, les symptômes les moins équivoques du choléra se déclaraient, et il était mort le lendemain. M. Judas portait une très-ancienne affection de poitrine qui, en maintes circonstances, avait failli le conduire au tombeau. Elle a dû certainement concourir pour beaucoup à accélérer la catastrophe qui a si profondément affligé sa famille et ses nombreux amis.

dangereux de la soupe mélangée à l'eau-de-vie; l'usage immodéré du kari, du bétel et de boissons insalubres. (1)

L'influencc des affections morales ne saurait aussi être passée sous silence. Il n'est point douteux que

---

(1) *Causes qui favorisent le développement du choléra dans l'Inde.* La rivière de L'Ougly est située au N. O. de Calcutta. Elle baigne cette ville dans le sens de sa plus grande longueur. Sa direction est du N. N. E. au S. S. O. Le flux et le reflux se font encore sentir à Calcutta quoique par la rivière, il y ait encore soixante lieues pour aller à la mer. Les eaux de ce fleuve sont toujours très-bourbeuses et saumâtres. L'habitude dans laquelle sont les Bengalis d'y jeter une grande partie de leurs morts, ajoute encore au dégoût qu'elles inspirent. L'eau qu'on boit généralement dans la ville, provient de deux étangs qui la reçoivent eux-mêmes de la rivière; elle s'y éclaircit, mais conserve toujours un peu de son goût salé.

Les Indiens sont en général très-sobres; ils se nourrissent de laitage, de quelques poissons qu'ils assaisonnent fortement avec le kari; mais le riz cuit à l'eau auquel ils mêlent beaucoup de piment, est leur principale nourriture.

« Les habitudes des Bengalis, dit M. O'Neill, me paraissent plutôt, que leur manière de vivre, favoriser le développement du choléra. On les voit, en effet, pendant le fort de la chaleur, se plonger dans le Gange, le corps tout baigné de sueur, prétendant s'y purifier. Une cause non moins puissante de la maladie, est l'habitude dans laquelle ils sont de marcher et de faire les travaux les plus pénibles à l'ardeur d'un soleil brûlant, n'ayant pour tout vêtement qu'un turban sur la tête. Cette habitude ne paraît (ajoute le même observateur) d'autant plus pernicieuse, qu'après avoir supporté cette excessive chaleur, aussitôt que la fraicheur du soir se fait sentir, ils vont se coucher nus, sur la terre, recouverts seulement de leurs turbans déployés. » (*Loco-citato.*)

la préoccupation extrême et irrisistible de tant de personnes au sujet du choléra, n'ait rendu ses atteintes plus faciles et plus graves. L'état d'éréthisme cérébral qui l'accompagnait se répétant dans les organes digestifs, rendait ceux-ci beaucoup plus impressionnables.

DEUXIÈME CHAPITRE.

PROPAGATION DU CHOLÉRA.

Ici se présente la question de la propagation du choléra si longuement controversée et si diversement résolue.

Notre intention n'est, certes, pas de rapporter les discussions élevées à cet égard, et tout récemment encore à l'académie royale des sciences, entre les contagionistes et les non contagionistes. M. Moreau de Jonnès nous a prédit l'arrivée du fléau bien long-temps avant son apparition. Il en a suivi la marche ; il en a calculé les progrès, et nous a forcés à fixer notre attention sur une maladie oubliée, qui ne figurait plus, en quelque sorte, que pour mémoire dans nos divers traités de pathologie.

Il faut bien l'avouer, en effet, l'extrême éloignement où nous sommes du pays où règne endémiquement cette affection, nous la faisait considérer comme étrangère à nos climats ; et nous étions à son égard dans la même sécurité qu'à l'égard de la fièvre jaune ou de la peste.

Mais il faut bien le reconnaître, le choléra que nous avons observé, est le même que celui de l'Inde. Il est impossible en comparant les descriptions qui en ont été faites, de ne pas reconnaître cette identité; et les différences qu'on pourrait relever seraient si légères, qu'elles ne sauraient altérer en rien la conviction des esprits judicieux.

Nous constatons dès à présent ce fait pour en tirer les conséquences suivantes:

Puisque le choléra de l'Inde s'est déclaré dans nos climats avec ses symptômes caractéristiques ; un des deux :

Ou bien les mêmes causes qui le rendent épidémique au Bengale se sont développées chez nous ; et dès-lors nous avons dû subir l'explosion d'une affection qui en était la conséquence, et qui pourra se *naturaliser* dans notre patrie, à notre grand détriment ;

Ou bien le fléau a été importé, c'est-à-dire, que les causes productrices de la maladie transmises soit directement, soit par l'intermède du corps de l'homme, se sont propagées jusqu'à nous ; mais étant sorties de leur sphère habituelle d'activité, doivent nécessairement s'éteindre, ou tout au moins s'affaiblir prodigieusement, au milieu de circonstances absolument contraires à leur propagation.

Comment, en effet, interprêter autrement cette identité. Si nous jetons un coup d'œil sur les changemens qui se sont opérés en France dans l'état matériel du pays, dans les circonstances météorologiques marquées, nous n'y voyons rien qui puisse expliquer le développement du choléra. Bien loin de là, si les marais peuvent être une cause de maladie, voyez avec quelle active sollicitude les compagnies de déssèchement et les particuliers restituent de toutes parts à la culture, les terrains qui jusques dans ces derniers temps en étaient restés exempts. A moins qu'on ne veuille trouver dans cette même activité agricole, le développement d'émanations telluriques plus considérables, et ayant de nos jours une influence qu'elles n'avaient pas naguères.

Mais ne voit-on pas qu'il faudrait se lancer dans de spécieuses argumentations, pour donner à l'idée du développement du choléra par causes indigènes quelques apparences de vérité.

Nous savons très-bien que cette affection a régné de tout temps; *Hippocrate* l'a décrite; *Sydenham* et *Frédérick Hoffmann* en parlent comme de la maladie la plus terrible. *M. le baron Desgenettes* nous a rappelé les paroles si caractéristiques du médecin belge *Van der Heyden* (1), qui signalent l'existence épidémique de cette affection au commencement du 17e siècle.

---

(1) « Appelé, dit-il, chez un patient seulement cinq heures » après l'attaque de cette félone maladie, je le trouvai accablé » de tout ce qui pouvait servir de pronostication absolument » funeste; savoir, sans aucun pouls et parolle, n'estant ses éva- » cuations qu'une liqueur semblable au clair laict, qui desnotaient » la destruction de nature y être; avec ce furent les yeux si en- » foncés, qn'à grand peine on les voyait, et les bras et jambes » si retirés de la convulsion et si coyes qu'on n'y remarquait » point de mouvement, et si froids d'une moiteur lui demeurée

Mais nous avouons que les circonstances qui avaient alors présidé à sa naissance, nous sont peu connues ; et que depuis cette époque elle était pour ainsi dire ignorée, à peine si quelques cas rares pouvaient de temps à autre rappeler la vigueur meurtrière d'un fléau qu'il nous était réservé de contempler dans toute sa fureur.

Toutefois, nous devons dire, que sans qu'il soit possible d'en trouver une cause palpable ou bien évidente, Metz, qui pendant nombre d'années et notamment de 1816 à 1823 ou 24, était sans fièvres intermittentes, a vu, vers cette dernière époque, ces affections périodiques se développer et s'y perpétuer depuis, avec une telle constance, qu'on a pu en observer presque à toutes les époques de l'année et en grand nombre.

Le choléra dont nous venons d'être témoins serait-il dû à des causes constantes quoiqu'inconnues ? On sent qu'il nous est impossible de répondre à à cette question.

Nous dirons, toutefois, que l'opinion de l'importation qui a toutes les apparences en sa faveur, est aussi celle qui est la plus consolante pour l'humanité.

» de sa sueur froide et visqueuse qu'à le voir et toucher on
» l'eust jugé plutôt mort que vif ; et ce nonobstant, par le moyen
» du laudanum de Théophrastre, il revint par la grace de Dieu
» à sa santé entière. » *Discours et advis sur les flux de ventre douloureux, sur le trousse galant dict choléra-morbus. Gand.* 1643, *in*-8°. *Par Germain Van der Heyden*

Le même auteur a apprécié l'usage de l'eau froide, même glacée et a fait ressortir l'indispensable nécessité de la diète la plus sévère.

Si, en effet, nous prenons garde à la marche de l'épidémie, à sa propagation de l'Inde en Europe, par le nord et le midi de l'Europe, par Astrakan et Tiflis, nous verrons qu'il est impossible de douter de la liaison évidente qui existe entre son apparition dans une ville et son développement dans une autre. La route du nord, suivie par le fléau est celle qui a le plus sûrement étendu ses ravages, puisque de Moscou à Varsovie et Berlin, il a sauté à Sunderland, en Angleterre, pour arriver ensuite de Londres à Paris d'un seul bond ; franchissant ainsi tous les intermédiaires peu capables probablement de fournir un aliment durable à son activité.

Sans doute, malgré la prédilection évidente du fléau pour les villes maritimes ou placées sur les fleuves, pour les villes capitales surtout, qui paraissent renfermer plus d'alimens cholériques que les autres, il est difficile de s'expliquer les voies de transmission du mal, surtout à d'aussi grandes distances que Londres et Paris.

Mais il faut établir, à l'égard des affections épidémiques, deux modes bien distincts de propagation qui ne peuvent être niés par personne. L'un est la propagation *par contact*, celle qui donne naissance à la syphilis, à la gâle, à la vaccine, par exemple; et qui nécessite un liquide, un fluide d'une certaine fixité pour donner naissance à la maladie.

L'autre est la propagation *par infection* qui demande l'intermède de l'air, mais qui, pour se faire, par le secours du fluide que nous respirons, n'en est qu'une voie de propagation plus sûre et plus inévitable. C'est par cette voie que se propagent ordinairement la variole, la rougeole, la scarlatine, le typhus, la fièvre jaune. C'est aussi par cette voie que le choléra paraît étendre ses ravages.

Si l'on réfléchit, en effet, à la direction habituelle des vents qui régnent d'Angleterre sur les côtes de France, on verra que le vent nord-ouest qui soufle au Pas-de-Calais, tend à ramener sans cesse sur la France, la masse d'air qui enveloppe la Grande-Bretagne, (1) et ainsi s'explique comment le choléra que nous pensions devoir nous venir des bords du Rhin, de Strasbourg, nous est venu presque en sens contraire, c'est-à-dire, du côté d'où soufflent habituellement les vents humides.

Nous sommes à Metz, sous l'influence de ces vents humides du nord-ouest. Il ne doit pas dès-lors paraître étonnant que ce soit de la direction de Paris que nous soit venu l'épidémie. Les vosges, les Cévènnes ont dû apporter un obstacle insurmontable à cette même propagation dans le midi de la France. Aussi n'a-t-on point entendu parler de choléra développé dans cette direction. Les longs bassins du Rhin et du Rhône qui ont été totalement exempts du choléra, témoignent aussi de la vérité de notre

(1) On sait qne le célèbre messin, Pilastre du Rosier, qui voulut en 1785, passer le détroit, était incessamment ramené sur le sol de la France dont il essayait de se détacher; tandis qu'avant cette expérience, qui lui coûta la vie, Blanchard et l'américain Jefferson avaient traversé le détroit sans obstacle en venant d'Angleterre.

assertion, que c'est dans la direction des vents humides habituels que l'épidémie s'est propagée.

Nous laissons à ceux qui ont recueilli des documens complets sur ce sujet, à déterminer toute la portée de la remarque que nous venons de présenter. Elle nous paraît toutefois digne de la plus sérieuse attention (1).

Maintenant, si nous examinons les circonstances particulières ou locales qui ont pu concourir à l'extension du choléra dans la ville de Metz, enveloppée dans la même masse d'air, il nous sera très-difficile de les déterminer. En effet, nous avons vu, qu'après quelques cas de choléra qui semblaient annoncer la présence de l'agent épidémique, l'affection sembla un instant stationnaire pour éclater bientôt presque partout. Comme si l'influence de cet agent n'eut pu être entière, avant d'avoir pénétré peu à peu au sein des habitations par les voies ordinaires de communication de l'air à l'extérieur, afin d'y atteindre ses victimes.

Il aurait été sans doute intéressant de connaître d'une manière très-précise, dans quelles circonstances

(1) Nous écrivions ceci dans le courant de 1834. Depuis cette époque le fléau, après avoir sévi aux Antilles, puis en Espagne, s'est ensuite déclaré dans le nord de l'Afrique. Enfin, tout récemment, il a envahi la Provence où il a présenté une fureur extrême ; et de là, vient de passer en Italie.

Nos excellens confrères et amis, MM. les docteurs Charles et Pascal Monnard, médecins et professeurs dans la régence d'Alger, nous ont affirmé que c'était également sous cette influence des vents humides que le choléra s'était manifesté à Oran. Chacun sait que les seuls vents humides de la Provence sont les vents du sud.

extérieures se trouvaient les premiers individus atteints. Nous ne possédons à cet égard que peu de renseignemens. Toutefois, on sait que le nommé *Vallières*, deuxième individu atteint à Metz, avait suivi le convoi de son père adoptif et regrettait bien vivement sa perte.

A Thionville, le choléra débuta, le 9 mai 1832, chez M. le Chirurgien-Major du 58e régiment de ligne, qui était porteur d'une affection chronique. Mais il s'était déclaré presque en même temps dans un village des environs, chez un de ses habitans, ainsi que l'a constaté M. Spire, l'un des médecins de Thionville. Un sapeur du génie caserné aux écluses; un détenu de la prison militaire en avaient ensuite été atteints avant que l'affection parut à l'hôpital militaire. Il n'était donc point vrai de dire (ainsi que le bruit s'en répandit à cette époque), que l'hôpital militaire avait communiqué le mal à la ville. Il était déjà partout, et ne différait d'un lieu à un autre que par le nombre des individus qui en étaient atteints.

Aussi l'espèce d'isolement ou de séquestration qu'on voulut faire subir aux officiers de santé, arrivant de Metz à Thionville, pour faire le service à l'hôpital militaire, n'était-il fondé que sur une erreur, celle qui consistait à croire l'hôpital seul affecté, et origine possible de contagion. La ville toute entière, en proie à l'influence épidémique, voyait alors frappés les citoyens les plus isolés, ou les plus étrangers à notre service médical; tels étaient le colonel V.— retraité; M. J.—, pharmacien retraité; et même

M. G.—, pharmacien en chef de l'hôpital militaire, qui, depuis deux mois, n'était entré dans cet établissement, où le service pharmaceutique était dirigé par M. le pharmacien aide-major Boichegrain. Tous furent victimes de l'épidémie, quoiqu'isolés et éloignés; tandis qu'aucune des personnes logées dans les maisons de la ville habitées par les officiers de santé de service, à l'hôpital militaire, ne tombèrent malades.

Il faut donc admettre qu'en dehors de toutes les voies ordinaires de communication, il existait un agent qui influait à la fois sur tous les individus susceptibles d'être atteints; et cet agent ne saurait être un autre que l'air auquel s'était ajouté un élément morbifique.

Ce qui prouve bien évidemment que cette influence de l'air était générale, chez les individus susceptibles d'en être affectés, c'est que son influence se faisait sentir même à l'insue des individus. Nous avons donné nos soins à un employé supérieur de la loterie, qu'on avait entouré de manière à lui laisser ignorer ce qui se passait à Metz, par rapport à l'épidémie, et qui n'en fut pas moins tourmenté pendant long-temps d'une irritabilité gastro-intestinale tenace.

D'autres personnes, pleines de calme et de raison, ne pouvaient s'expliquer à elles-mêmes le trouble involontaire dont leurs fonctions digestives étaient incessamment accompagnées.

Au reste, il y a loin de l'admission d'une *cause d'infection cholérique*, à l'admission de la *contagion du choléra.* Aussi faut-il distinguer parfaitement les caractères qui séparent l'une de l'autre. Dans le cas de *contagion* ou d'*infection contagieuse*, la cause traverse le corps de l'homme pour y prendre de l'intensité, ou pour y conserver tout au moins ses propriétés morbifiques spéciales. Tel est le cas de la vaccine, de la variole, de la gâle, de la syphilis, de la scarlatine, de la rougeole.

Dans l'*infection pure et simple*, au contraire, la cause, répandue dans l'air, dans l'eau, dans les fluides ambians, agit sur les êtres vivans, sur l'homme, en y épuisant son action. L'extension du mal n'est possible qu'à la faveur du véhicule qui lui a primitivement donné naissance. Or, il paraît que le choléra, semblable à la fièvre jaune et au typhus, sous le rapport de son origine (1), appartient à cette dernière classe de causes morbides. Jusqu'à présent du moins, *il n'a pas été prouvé qu'un cholérique eût, seul, loin du lieu où l'épidémie régnait, reproduit l'infection.* Tout au contraire, on a vu des malheureux partis de Paris avec le germe du mal, aller mourir çà et là, sans que l'affection à laquelle ils succombaient, devint fatale à ceux qui les entouraient (2). Les journaux ont cité

(1) M. le docteur Audouard, qui attribue la fievre jaune à l'entassement des corps dans les bâtimens négriers, et le célèbre docteur Pariset, qui trouve la cause de la peste dans le défaut d'inhumation des cadavres en Egypte, considèrent ces maladies comme contagieuses. Mais on sait que l'opinion de ces Messieurs a été vivement combattue par M. le docteur Lassis, auquel on doit un beau travail sur les épidémies qui

en 1832, plusieurs faits de ce genre. Cette circonstance explique comment il se fait que les personnes qui soignaient les cholériques, n'ont pas été trop maltraitées par le fléau; et comment elles ont pu dès-lors se livrer avec tant d'activité et un zèle si admirable au soulagement de leurs malheureux concitoyens (1).

---

ont régné à toutes les époques, et par M. le docteur Chervin, qui a recueilli des documens considérables sur la fièvre jaune.

(2) Ce fait a été également constaté à l'égard du choléra indien, par M. Lacaille, chirurgien à l'Ile-Bourbon (Journal univ. des sc. médic. 10e année, t. 37, 109e cahier). Ce praticien reconnaît que l'infection se renferme dans un cercle très-petit, s'étend lentement dans l'atmosphère; que la contagion n'a point lieu d'individu à individu, mais d'un grand corps à un autre. Enfin, qu'on se garantit de la maladie, en se plaçant sur les hauteurs exposées à tous les vents.

(1) Metz n'a eu a déplorer la perte que de deux médecins et de deux pharmaciens durant l'épidémie cholérique; savoir: MM. Désoudin et Potain; le premier, médecin en chef des hôpitaux civils; le deuxième, docteur en médecine, établi à Metz depuis quelques années; et MM. Judas et Despretz; le premier, pharmacien en chef et premier professeur à l'hôpital militaire d'instruction de Metz; le deuxième, ancien pharmacien en chef du même établissement, retraité depuis 1815.

A Paris, sur environ 1,800 médecins exerçant, 25 à 30 ont été atteint du choléra lors de l'épidémie; 10 ont succombé.

TROISIÈME CHAPITRE.

NATURE DE L'AFFECTION DÉVELOPPÉE.

PREMIÈRE SECTION.

CARACTÈRES PHYSIOLOGIQUES DE L'AFFECTION.

ARTICLE PREMIER.

MARCHE DE L'ÉPIDÉMIE.

Dès la fin de l'été de 1831, une irritabilité insolite du canal intestinal fut observée à Paris. Sous l'influence de certains alimens, tels que le melon, les prunes, les haricots, on voyait se développer des diarrhées convulsives accompagnées de phénomènes particuliers, tels que: Face grippée; œil inquiet; décoloration générale; peau froide; sueur gluante et froide; tiraillemens et crampes dans les membres; et tout cela, avec langue plate, humide, blanchâtre; mais avec soif inextinguible; vomissemens; pouls petit, vif, quelquefois accéléré.

Ces affections, d'une nature spéciale, ne furent point remarquées à Paris seulement; nous les observâmes à Metz, ainsi qu'on peut le reconnaître par les observations de choléra qui précédèrent l'épidémie de cette ville. Nous appelons notamment l'attention du lecteur sur l'observation de Ch. (3e), qui présenta les symptômes du choléra à un tel degré, qu'il serait impossible de méconnaître la parfaite ressemblance de sa maladie avec celle des individus qui en furent atteints depuis le mois de mai 1832.

Mais nous ne pouvons douter que T.— (*Obs.* 1re), qui fut atteint le 21 octobre 1831, n'ait succombé à une véritable atteinte de choléra. Comment expliquer, en effet, autrement le caractère à la fois si extraordinaire et si alarmant d'une affection, qui, développée à la suite d'une fièvre intermittente, sans cause précise, au milieu de la nuit, tue le malade au bout de cinquante-sept heures de convulsions, et sans qu'il ait été possible d'apporter le moindre affaiblissement à la violence du mal. Cette observation offre, en outre, cette circonstance, de présenter l'affection cholérique dans toute son énergie à l'égard des centres nerveux, livrés à la plus horrible des irritations. La moëlle épinière surtout, a été chez T.— tellement irritée, qu'on pourrait presque dire que c'est sur elle que l'agent cholérigène a spécialement agi.

Déjà, dès la fin de l'été de 1831, le choléra avait envahi nos climats. Il couvait depuis cette époque; et ce n'a été qu'après cette incubation, qui a duré depuis le mois d'octobre 1831 jusqu'au mois de mai 1832, c'est-à-dire *sept mois*, qu'il a définitivement éclaté parmi nous dans toute sa violence épidémique.

Cette incubation s'est révélée par les maladies de P.— (*observat.* 2e), de Cha.— (*observ.* 3e), de M.— (*observ.* 47e), de B.— (*observ.* 4e), relatées plus haut, lesquelles, à différentes époques, sont venues signaler l'existence d'un agent morbide nouveau. Elle s'est aussi révélée par le caractère des affections offertes par T.— (*observ.* 1re), et par L.— (*observ.* 49e). La maladie de T.— (*observ.* 48e), si singulière, si spéciale, nous paraît également devoir être rapprochée des précédentes, à moins qu'on ne préfère la considérer comme la *fièvre jaune* de nos climats. Tout observateur, en effet, ne pourra s'empêcher de reconnaître dans la marche et le caractère du mal dont fut atteint ce malheureux jeune homme, l'influence d'un agent qui altérait les fluides, en laissant le système nerveux intact jusqu'au dernier moment.

Mais le choléra n'éclata épidémiquement à Metz, que le 29 avril, jour où fut atteint le nommé *Gaspard*. Ce ne fut toutefois que le 12 mai 1832, que parut à l'hôpital militaire le premier militaire atteint de cette affection. Elle arriva dans toute sa force, durant le mois de juillet; faiblit notablement d'intensité au mois d'août. Quelques cas se présentèrent encore pendant le mois de septembre. Mais en octobre 1832, l'affection épidémique était presque totalement disparue. Le dernier cholérique traité à l'hôpital militaire, y arriva le 15 septembre 1832: ce fut le nommé *Chibille*, qui y mourut. En ville, ce fut à la même date que fut signalé le dernier habitant atteint de cette affection.

Le tableau ci-joint, tracé d'après le registre de la ville, expose la marche du choléra à Metz, et embrasse par ses détails l'ensemble de tous les lieux où son existence a été signalée. (*Tableau n° 2.*)

A l'hôpital militaire, des 47 cholériques que

nous y avons personnellement traités, 4 furent atteints au mois de juin, 25 en juillet, 15 en août, et 2 au mois de septembre (1).

(1) *Note météorologique.*

Les mois de 1832, correspondants à l'épidémie, présentent les particularités suivantes, par rapport au temps.

1° Le mois de *mai*, pluvieux dans le principe, fut avec ciel presque toujours couvert, et présenta un temps orageux le 10, le 23 et le 30.

Le vent régnant habituellement pendant le mois fut celui d'ouest.

Le thermomètre montait le jour de 8 à 15, 16, 17, et 19 degrés Réaumur. Les nuits étaient généralement chaudes.

Le baromètre marquait 27 pouces 10 à 11 lignes, puis 27 pouces 3 à 4 lignes.

2° Le mois de *juin* fut généralement avec ciel couvert; le vent soufflait du couchant; le thermomètre marquait de 13 à 18 degrés sus zéro. Le baromètre 27 pouces, 2 à 8 lignes.

3° Le mois de *juillet* offrit, au contraire, de beaux jours. Le vent vint tantôt de l'est et du nord, tantôt du sud-ouest. Le thermomètre s'éleva de 14 à 25, 26 et 27 degrés. Le baromètre marquait 27 pouces 4 à 7 lignes.

4° Pendant le mois d'*août*, le ciel découvert dans la première quinzaine, ne présentait plus de beaux jours dans la seconde. Un orage de nuit avec de violens éclairs, marqua la transition de la première quinzaine à l'autre. Le thermomètre, qui s'était élevé jusqu'à 27 dégrés dans la première quinzaine, n'atteignit que rarement vingt degrés dans la seconde.

Le baromètre, qui marquait 27 pouces 8 lignes dans la première quinzaine, alla toujours en baissant dans la deuxième.

Enfin, le vent sud-ouest domina.

5° Le mois de *septembre* fut généralement superbe. La fréquence des brouillards le matin, fut le prélude de très-belles journées. Le thermomètre marquait de 5 à 6 degrés, jusqu'à 19 et 20 degrés sus zéro. Le baromètre de 27 pouces 4 lignes à 27 pouces 9 lignes. Le vent dominant fut celui du nord.

6° Enfin en *octobre*, le temps redevint pluvieux.

Pour être complet à cet égard, nous devons dire qu'au printemps de 1833, quelques affections analogues au choléra se sont présentées à Metz. Il était impossible de n'être pas frappé tout d'abord, de cette analogie, à la vue d'individus dans la prostration, avec des yeux cerclés, visage altéré; vomissant les moindres alimens ingérés; ayant du dévoiement à tout instant; et avec peau sèche, pouls petit, concentré, accéléré; conservant malgré tout cela l'intégrité de leurs facultés intellectuelles. Des trois individus que nous avons soignés à l'hôpital militaire, présentant cet état, un seul a succombé après avoir lutté long-temps contre l'impuissance où il était de digérer aucun genre d'aliment. La maigreur extrême du sujet, et l'impossibilité où il était de recouvrer les forces digestives, quoique le canal digestif parût exempt d'irritation, témoignent de la lésion profonde que reçoit cet appareil dans l'affection qui fait l'objet de nos études.

En 1834, quelques cas de choléra, également très-graves se sont présentés. Nous renvoyons à cet égard à ce qui a été dit à l'observation 46e.

A Thionville, le choléra se déclara le 9 mai 1832, presqu'aussitôt après avoir éclaté à Metz. Au milieu de circonstances plus favorables à sa marche, il sévit rapidement; au point que le mois de juin, fut celui de sa plus grande intensité, tandis que les mois suivans n'offrirent plus que des cas rares de cette affection.

Les villages des environs de Metz n'en furent atteints également qu'après Metz; et chacun, suivant sa situation, présenta de grandes différences dans le nombre et la gravité des cas.

ARTICLE DEUXIÈME.

MARCHE DE LA MALADIE.

Sur une distinction faite à Paris, quelque temps avant que le choléra y éclatât, tout le monde allait répétant : *ceci est le choléra ; cela n'est qu'une cholérine.* L'idée qu'on s'était faite du choléra avant l'épidémie de Paris, était si imparfaite, si vague, si inexacte, si fausse même, qu'on ne voulait considérer comme tel que celui qui donnait la mort. (1) Cette bizarre idée qui fait si peu d'honneur aux observateurs venus de loin pour nous renseigner sur une affection si mal connue par eux, a répandu sa funeste influence sur l'observation du mal, et sur l'époque où il était avantageux, où il était indispensable de le combattre avec vigueur.

La *cholérine* est-elle différente du *choléra?* ou

(1) Un grand nombre de médecins paraissaient à cet égard dans la même erreur que ceux qui, avant la propagation de la doctrine physiologique, n'admettaient comme phthisiques, que ceux qui mouraient ! Ceux qui échappaient aux phlegmasies chroniques des poumons, d'après les médecins dont il est question, étaient sensés n'avoir point eu la phthisie.

bien la *cholérine* et le *choléra* ne sont-ils qu'une affection à des degrés différens?

Il est impossible de ne pas reconnaître par la lecture des observations recueillies avec soin dans les ouvrages publiés, comme par celles qui se trouvent rapportées dans ce travail, que le dévoiement n'est qu'un des modes d'invasion du choléra, et non un symptôme isolé, étranger au choléra grave, mortel.

Honneur à l'illustre réformateur, à M. le professeur Broussais, qui, avec ce tact si sûr, avec ce génie médical si puissant qui le caractérise, a sur le champ défini la nature spéciale et la marche frappante et invariable du mal. Ce n'est, certes, point trop dire, que d'avancer, que c'est aux belles leçons publiées par le médecin en chef du Val-de-Grâce, que sont dues les seules notions positives, claires et pratiques qu'on ait possédées, dès le principe, sur le choléra. Les praticiens venus après M. le professeur Broussais pour exposer les résultats de leurs observations, ont proclamée la vérité de ses propositions, et se sont empressés de rendre hommage à son génie. (2).

L'observation de l'affection devenue épidémique, nous a effectivement démontré qu'il n'existe point de différence essentielle entre ce que M. le Masson (*Journal hebd.* t. IV. n° 48), a le premier appelé *cholérine*, et ce qu'on nommait *choléra*. Ce ne sont que des phases diverses d'une même affection qui

(2) Voyez, notamment, l'ouvrage de M. le professeur Bouillaud, l'un des plus complets sur la matière.

s'arrête chez les uns, parce que des circonstances favorables retiennent ses progrès ; et qui, chez d'autres, ne sont que le prélude des accidens les plus graves. Et, vous remarquerez que presque toujours, pour ne pas dire toujours, le choléra grave a commencé par le dévoiement, ou par quelqu'autre symptôme, annonçant une lésion grave, soit du canal digestif, soit du système nerveux.

Mais avant d'entrer dans l'indication des symptômes particuliers, il importe d'examiner quelles sont les formes du choléra. Ces formes, en reproduisant les principales différences de la maladie, surtout lors de son origine, auront l'avantage de nous rapprocher des faits, et par suite d'aider à mieux apprécier la nature du mal et ses graves conséquences.

On peut distinguer six formes de choléra.

Première forme. Dans le cas le plus commun, le choléra débute par du *dévoiement*. Ce dévoiement qui consiste dans la multiplicité des selles liquides, est presque sans douleurs, sans coliques ; quelquefois avec gargouillement du ventre, sentiment de bouillonnement intérieur. Il n'empêche pas le malade de manger, de vaquer à ses occupations. Celui-ci ne se doute même pas ordinairement de toute la gravité de ce phénomène morbide qui peut durer un mois, deux mois, sans entraîner avant ce terme, la série de graves accidens qui doivent ensuite tout-à-coup le compliquer. Ces accidens, qui ne sont que le résultat du progrès du mal, sont les vomissemens, la douleur abdominale, les crampes, et la douleur oppressive du thorax, qui est suivie de la cyanose.

Il est ordinaire de voir cette forme du choléra chez les individus affaiblis, qui sont sous l'influence de l'épidémie, quoique n'ayant du reste quelquefois commis aucune imprudence.

A cette forme, se rapportent les observations 3e, 5e, 8e, 19e, etc.

Deuxième forme. Dans d'autres cas, le choléra débute à la fois par du dévoiement et des vomissemens, lesquels sont souvent accompagnés de crampes aux mollets, de points d'irritation dans l'abdomen ou dans le voisinage de cette cavité, et suivis d'une série de phénomènes qui dénotent l'affection des centres nerveux.

Telle s'est présentée la maladie chez B.—(*observ.* 4e), chez Mme. L —(*observ.* 14e) Cath. D. — (*observ.* 18e)

Troisième forme. Il est des cas dans lesquels le choléra s'annonce par l'apparition simultanée de la diarrhée, des vomissemens et des étourdissemens ; quelquefois même ceux-ci précédent les vomissemens et la diarrhée. Il y a alors atteinte simultanée du canal digestif et de l'encéphale ; et les symptômes résultant de cette double affection marchent ordinairement ensemble.

Les observations 11e, 24e, 27e et 36e, offrent des exemples de ce genre et en attestent toute la gravité.

Quatrième forme. Il est d'autres cas dans lesquels l'affection cholérique est bien moins remarquable sous le rapport des rares évacuations qu'elles détermine, qu'à cause des très-graves phénomènes nerveux qui se développent et qui absorbent toute l'attention du médecin.

C'est ainsi qu'une douleur oppressive éclate à l'épigastre dans certains cas de choléra, traverse le thorax du dos au sternum, et occupe fixement le creux de l'estomac ; s'oppose à l'introduction de toute espèce de boisson, et menace à toute minute de suffoquer le malade. Cette forme de choléra, qui a été observée dans toute son acuité chez M. L.— (*observ.* 22e) et chez Mme C.— (*observ.* 20e), se présentait sous forme chronique chez deux personnes arrivées à l'âge du retour, et que nous avons soignées durant l'épidémie.

Cette forme constitue probablement ce que M. le professeur Broussais a désigné comme le *choléra commençant par le bout supérieur du canal digestif.* C'est du moins sous ce titre que nous avons cru devoir désigner les deux cas rapportés dans cet écrit.

Cinquième forme. Il est des cas dans lesquels le système nerveux est si vivement et si fortement ébranlé, qu'une mort très-rapide pourrait immédiatement résulter de son atteinte. Le torse semble livré dans ce cas à des angoisses, à un spasme tétanique si violent, que la respiration est à chaque instant suspendue et l'asphyxie imminente. Ce n'est point trop alors des secours de l'art les plus énergiques pour arracher à la mort des victimes qui lui semblent irrévocablement dévouées.

La maladie si attachante, si pleine d'intérêt, de

Mme M.— (17e *obs.*), et celle de l'infortuné, du malheureux T.— (*obs.* 1re), offrent deux exemples différens de ce choléra si grave, qu'on peut appeler *asphixique*. On retrouve cette même forme chez le sujèt de la 46e observation.

Sixième forme. Nous arrivons à la dernière forme, celle dans laquelle l'individu est comme *cadavérisé* (1). Cette forme, qui est souvent le terme des précédentes, peut aussi être le résultat d'une première atteinte cholérique portée tout-à-coup au plus haut degré d'intensité. Elle peut être plus ou moins complète, c'est-à-dire, que le phénomène de la *cadavérisation* peut être plus ou moins prononcé, ou n'exister même qu'en ébauche.

Cette forme est caractérisée par la prostration subite de l'individu frappé tout-à-coup d'impuissance, et dont le moi ne subsiste plus qu'entouré des signes précurseurs d'une mort presque certaine. Il semble que, dans ce cas, un poison subtil ait tout-à-coup altéré les sources de la vie, et *démonté* en quelque sorte la machine humaine.

Mais comme c'est surtout vers l'abdomen que les fluides se précipitent, on pourrait dire, jusqu'à un certain point, que cet *arrêt* subit des mouvemens vitaux, est comme l'effet d'une *apoplexie abdominale.* Et tel est le résultat de cette attaque, que les fluides intestinaux s'écoulent involontairement par

---

(1) C'est à M. le professeur Magendie, qu'est due cette expression qui peint si bien l'affreuse transformation que subit la physionomie des personnes atteintes de la sixième forme du choléra.

l'anus ; les reins inactifs ne secrètent plus d'urine ; les tissus, privés de toute réaction, ne repoussent plus les fluides ; le sang spécialement, faute d'impulsion, de force tonique, reste stagnant dans les vaisseaux, et colore l'universalité des tissus. De là la lividité, l'aspect violacé de la peau et des organes sous-jacents, ainsi que l'imperceptibilité du pouls résultant de l'enrayement de la circulation.

Mais il y a plus ; le sang paraît alors évidemment altéré dans sa composition. Au lieu d'être coloré en rouge écarlate, il est noir ou rouge groseille. Au lieu de rougir à l'air libre, il ne subit presque plus de coloration par l'action de l'oxigène. Il est, en outre, plus épais ; sort plus difficilement du vaisseau, et remplit, ainsi que le prouvent les nécropsies, avec ces qualités non vivifiantes, les cavités gauches comme les cavités droites du cœur, les artères comme les veines.

De plus, une séparation spontanée s'est faite dans ses élémens. Le sérum plus fluide s'échappe par la membrane muqueuse intestinale et fournit la matière des déjections blanchâtres, analogues au *petit lait*. Le coagulum lui-même, privé de toute consistance, réduit à l'état d'une bouillie noire, transude au travers des vaisseaux, et donne lieu à des ecchymoses spontanées dans le tissu graisseux du cœur ou dans la région lombaire, dans la masse des muscles sacro-spinaux (1).

---

(1) Dans le scorbut, maladie dans laquelle l'altération des fluides n'est point contestée, il se fait aussi des ecchymoses de toute part, et, notamment dans le tissu musculaire.

Le système musculaire livré de son côté à une excitation permanente et irrégulière, s'abandonne au moindre contact, au moindre mouvement, à des contractions spasmodiques très-douloureuses ; et le système nerveux privé de l'action bienfaisante d'un fluide réparateur, tombe dans l'inertie, ou se livre à des impulsions désordonnées. De là, les crampes, la prostration, la sydération des forces musculaires et nerveuses; l'aphonie, la voix *palatale* dite *soufflée*; l'impossibilité de soutenir l'attention; puis le délire, l'agitation; le désir de fuir, ou l'assoupissement. Et, au milieu de tout cela, avec le froid des extrémités, le refroidissement graduel du corps; la pâleur et le froid de la langue, résultant du manque d'action des centres de la vie; une soif inextinguible qui annonce le besoin de réparer les pertes fluides du sang.

Tout se réunit donc pour signaler, dans cette forme du choléra, une altération profonde des fluides circulatoires, peut-être origine première de tous les phénomènes observables.

Quoiqu'il en soit, il est facile de reconnaître plusieurs périodes dans cette forme du choléra qui embrasse l'affection arrivée à son apogée d'intensité.

La 1re est la *période algide* ou de *concentration*, caractérisée par le froid et la lividité des extrémités, et même du tronc; l'aspect ridé des doigts ; la pâleur et le froid glacial du nez, des lèvres, de la langue; la faiblesse, la petitesse ou l'insensibilité du pouls ; la bizarrerie de la soif qui est inextinguible; enfin, l'insensibilité des parties extérieures sur lesquelles les irritans semblent ne plus avoir de prise.

Dans la première période, qui est de courte durée, et dont la prolongation est toujours funeste, la peau se colore ordinairement en violet, quelquefois en bronze (*observ.* 26e).

Ne pourrait-on pas considérer la coloration jaune de T.— (*observ.* 48e) comme le résultat d'une altération comparable à celle du choléra ?

La mort survenant dans la période algide, ne développe à son approche aucun phénomène particulier. F. — (*observ.* 26e), peut être considéré comme ayant succombé dans cette période.

Notre pharmacien en chef de l'hôpital militaire, M. Judas, mourut aussi dans cette période, et avant d'avoir donné aucun signe positif de réaction.

La 2e *période* est celle de la 1re *réaction*. Elle est plus ou moins complète, et, caractérisée par l'apparition de points d'irritation à l'épigastre, ce qui est le plus commun ; à l'hypochondre droit ; à l'hypochondre gauche ; à l'hypogastre ; aux régions iliaques ; quelquefois sur les côtés du thorax, à la région lombaire. La langue rougit plus ou moins ; le pouls prend de l'accélération ; il se relève ; la respiration et la voix deviennent plus distinctes ; les selles moins fréquentes et d'une couleur plus naturelle ; les urines supprimées souvent reparaissent ainsi que la chaleur générale ; enfin, la peau de violette ou livide qu'elle était, redevient blanchâtre ; et le cercle profond des yeux s'affaiblit.

Souvent aussi on voit paraître le délire, l'agitation, ou l'assoupissement ; ou, dans des cas plus favorables, une simple excitation encéphalique qui se montre par des impatiences continuelles.

Heureux les cholériques qui peuvent alors échapper aux gouffres qui s'ouvrent sous leurs pas. Telle est, en effet, la dangereuse alternative qui va se présenter pour eux: ou bien le retour des premiers symptômes algides va les replonger dans l'abyme; ou bien, au contraire, l'intensité des points d'irritation qui se développent, surtout du côté du cerveau, en prolongeant leur vie, la mettront cependant en danger, et réclameront la plus vive sollicitude de la part du médecin. C'est, en effet, entre ces deux écueils qu'il faut marcher. Ce sont eux qui constituent les 3e et 4e périodes du genre de choléra que nous analysons.

Troisième période ou *période de recrudescence*. Elle est la plus funeste, car c'est dans cette période que meurent presque tous les cholériques. Presque tous, en effet, après avoir donné quelques signes de vie ou de réaction, ne tardent pas à être replongés dans l'abyme auquel ils semblaient échapper; Mais cette fois c'est pour n'en plus revenir. Ainsi sont morts B.— (*obs.* 7e), V.— (*obs.* 15e), G.— (*obs.* 19e), M.— (*obs.* 32e), etc., etc., et tant d'autres à qui tous avait lui l'espérance d'échapper.

Cette période que caractérise le retour de la cyanose; de la lividité de la peau, du froid, de l'aphonie, ou de la voix palatale, manque souvent; elle est de courte durée; et, lorsqu'elle doit naître, succède de très-près aux deux précédentes, qui, chacunes, ne sont guère plus longues de vingt-quatre heures.

D'où il suit que les cholériques qui dépassent trois jours, ont les plus grandes chances possibles de guérison.

Quatrième période. Enfin, la 4e et dernière *période* est celle *de la seconde réaction*, qui promet une guérison plus certaine. Il ne s'agit plus alors que de combattre l'irritation des organes, et la seule qui soit ordinairement dangereuse est celle de l'encéphale. Il est rare que l'irritation du canal digestif s'élève assez haut ou persiste avec assez de tenacité pour enrayer long-temps la marche du cholérique vers la convalescence.

Il n'est point question ici de la susceptibilité du canal digestif, qui, pendant long-temps ne reçoit plus qu'avec répugnance les alimens qu'il doit digérer. Cette irritabilité ne s'affaiblit qu'à la longue et tourmente long-temps les convalescens.

Quant à l'affection cérébrale, elle est fâcheuse, sans doute, mais ne doit pas faire désespérer.

L.— (*observ.* 39e), dont la maladie fut si grave et si douloureuse, arriva heureusement à cette quatrième période qui fut le signal de sa guérison.

Nous voyons par ce qui précède, que les deux principaux appareils organiques mis en jeu dans le choléra, sont le canal digestif et le système nerveux. Le premier est celui qui est le plus souvent atteint ; le second ne l'est de prime abord que dans les cas graves ; mais il finit toujours par être affecté quand le trouble digestif persévère.

Voilà pourquoi on n'a souvent donné le nom de *choléra* qu'à celui qu'on a caractérisé de l'épithète de *spasmodique*, parce qu'effectivement les spasmes, les crampes unies aux phénomènes digestifs sont le signe de l'atteinte portée aux deux systèmes d'organes dont l'affection simultanée doit entraîner des accidens redoutables.

ARTICLE TROISIÈME.

SYMPTÔMES SPÉCIAUX.

Le choléra est caractérisé par certains phénomènes morbides sur lesquels il importe de fixer l'attention des observateurs. 1. L'un des premiers est la coloration de la peau. Elle est évidemment le résultat de la stagnation du sang dans les organes, ou, si l'on veut, dans les vaisseaux capillaires. Ce fluide abandonne bien évidemment les gros vaisseaux, et la preuve s'en trouve dans la faiblesse ou dans l'insensibilité des battemens du cœur qui entraîne la petitesse ou l'imperceptibilité du pouls. Mais n'y a-t-il pas aussi dans la lividité des organes, quelques indices d'une véritable altération du sang?

Cette couleur bronze que présentent quelques malades, comme la couleur jaune de la peau dans l'ictère, ne doit-elle point indiquer un changement dans l'état des fluides? C'est ce qui me paraît positif.

La réapparition de la couleur naturelle de la peau, coïncide toujours avec la disparition des accidens fâcheux. C'est surtout quand le cercle noirâtre ou livide des yeux se dissipe, qu'on peut se livrer à l'espoir d'une amélioration certaine, car il paraît être lié à l'affection de l'encéphale. Heureux ceux chez lesquels l'imprudence ne vient point arrêter ce retour de la vie dans ses premiers foyers ! (*observ.* 19e).

2. Le froid des membres, des oreilles, du nez, des joues, des lèvres, de la langue qui reste plate et blanchâtre, indique aussi de la manière la plus positive cette diminution ou même cette interruption de la vie dans les tissus éloignés. Il contraste d'une manière frappante, dans la période algide, avec cette châleur insupportable qui oblige incessamment les malades, pendant la réaction, à se découvrir et à changer de position.

3. Mais un phénomène bien caractéristique, c'est l'altération, la soif dévorante, le besoin de la glace, des boissons froides pendant la période de froid, et avant qu'aucune réaction se soit déclarée. C'est là un phénomène tout spécial, qui ne se présente point dans les accès fébriles, et qui dénote ce me semble, un sentiment d'ardeur intime et indépendant de l'état extérieur du canal digestif; un besoin de liquides dans la masse du sang, ainsi que cela s'observe chez les animaux, dans des cas d'empoisonnement par injection de matières putrides dans les vaisseaux (*Journal de physiol. de M. Magendie*, *oct.* 1825), ou par suite de la morsure d'un animal vénimeux.

4. Le vomissement offre aussi quelques particularités qu'il importe de signaler. C'est, qu'avec le besoin

de liquides, le cholérique, dans bien des cas, ne peut cependant en garder aucun. On est obligé d'avoir recours à des boissons gazeuses pour dissimuler la présence d'un corps étranger sur la membrane muqueuse de l'estomac, corps étranger que cette membrane ne pourrait supporter.

Aussi, quelle cruelle position pour un cholérique, et ne subit-il pas le destin de Tantale?

Il est utile de rapprocher aussi ce soulèvement perpétuel de l'estomac, de ce qui se passe dans d'autres circonstances. On sait que certaines erruptions sont précédées par des nausées et des vomissemens. Que le début de certaines pneumonies est caractérisé par des vomissemens; de même que la diminution du sang par l'effet des émissions sanguines. Enfin, la grossesse entraîne le même phénomène. Dans tous ces cas on voit que l'action vitale concentrée sur le poumon, sur l'utérus ou sur d'autres organes, ne peut être distraite par l'action de l'estomac; et dès lors ce viscère qui a tant de relations et tant d'influence sur l'économie, s'annule en rejetant tout ce qui pourrait le forcer d'agir. Il en est de même quand on diminue la quantité du sang; la nécessité d'alimenter les grands foyers de la vie, c'est-à-dire, les poumons, le cœur et le cerveau, fait que le sang se porte de préférence vers ces organes; et dès lors tout ce qui tendrait à le retirer de ces organes fondamentaux, est à l'instant même expulsé. L'estomac ici se condamne également au repos par cette loi de l'économie, qui veut que la vie continue avec les ressources offertes à ses organes essentiels, qu'elles qu elles soient.

Il faut donc voir chez les cholériques, dans l'incessante répulsion de l'estomac, l'indice d'une grave altération existant ailleurs, et dont ce viscère ne fait que subir l'effet.

Cela est si vrai, que dès l'instant que l'irritation se développe d'une manière un peu prononcée dans le canal digestif, mais surtout dans l'estomac, les vomissemens de boissons, et les déjections diminuent d'intensité, ou même finissent par disparaître. C'est au reste, ce que nous voyons tous les jours dans les gastro-entérites ordinaires.

5. La nature des déjections alvines est également bien caractéristique. En général, la gravité de la maladie est en rapport direct avec l'éloignement des selles de leur état habituel. Aussi, l'expulsion des fluides blanchâtres, comme du petit lait, si elle se prolonge, est-elle presque toujours un indice funeste. (4e *observation, etc.*)

6. Nous ne parlerons point de la rareté des urines ou de leur suppression qui indique la concentration de l'action vitale sur d'autres organes que les reins, et la funeste perturbation qui en résulte.

7. Mais nous nous arrêterons un instant sur l'état du cœur et de la circulation qu'on a cru pouvoir considérer comme l'origine du mal.

L'arrêt de la circulation est-il primitif ou secondaire? Il est évident que dans beaucoup de cas, le cœur ne diminue ses battemens qu'après l'apparition des phénomènes qui procèdent des organes digestifs; et que même dans les cas où le choléra éclate tout-à-coup avec une grande intensité, il n'offre pas le premier symptôme du mal.

Mais en supposant que la suspension de l'action du cœur fut primitive, comme dans la syncope, voit-on dans une attaque du choléra, rien qui puisse être rapporté à la syncope? Suffit-il, comme dans celle-ci, de raminer l'action du cœur pour voir disparaître tous les symptômes du mal? non, certes; et nous voyons bien inutilement dans la réaction qui succède à la période algide, le pouls s'accélérer, le cœur reprendre son activité; l'affection est loin d'avoir cessé par cela même.

Il faut donc éloigner l'idée d'une influence génératrice du choléra, exercée par l'inaction du cœur. Toutefois, il est bien présumable que cet organe subit l'état d'inertie où sont momentanément plongées les autres parties, inertie qui ne peut être mieux prouvée que par l'insensibilité presque absolue de la peau chez certains cholériques. Les vésicatoires, les sinapismes, l'ammoniaque pur, ne produisent quelquefois aucune sensation, et l'on semble véritablement agir avec ces moyens comme sur un cadavre.

8. Quand à la prostration des cholériques, rien ne prouve mieux toute l'extension qu'elle peut avoir que le caractère de la voix dans la période algide. Le larynx paralysé ne forme plus de sons. Mais l'air expiré en se brisant dans la bouche y produit la *voix palatale* qui supplée la *voix laryngienne*, non sans de grands efforts de la part du malade.

Rien n'est plus capable de donner l'idée de toute la profondeur de l'atteinte que reçoit l'économie, et surtout le système nerveux, par suite des attaques cholériques, que ce qui se passe quelquefois chez les malheureux qui ont échappé aux premiers dangers. Lorsqu'ils ont pris quelques alimens, presque hors d'état de rien digérer, ils voient renaître incessamment (par l'effet d'une alimentation, même très-modérée), cette irritation gastrique qui réveille l'affection cérébrale assoupie. Incapables de se soutenir, ne conservant pour ainsi dire que la liberté des mouvemens de la tête, ils s'arrachent vainement aux tristes idées qui les poursuivent, et demandent en vain un soulagement qu'on est malheureux de ne pouvoir leur donner.

Tel nous avons vu à l'hôpital militaire de Thionville un jeune homme qui, après avoir échappé aux premières atteintes de l'épidémie, mourut misérablement après de trop longs débats.

9. Cette singularité relative à la dyspepsie, s'est présenté en avril 1833 chez un tambour du 10e de ligne, âgé de 22 ans, qui était entré à l'hôpital militaire de Metz, le 19 avril, avec une gastro-colite, et dont le *facies* rappelait l'aspect des cholériques de l'année précédente.

Ce malheureux ne tarda pas à voir disparaître son affection abdominale sous l'influence d'un traitement antiphlogistique et révulsif. Mais au moment où il pouvait se considérer comme entrant en convalescence, les piqûres de sangsues de l'épigastre s'entourèrent d'une auréole rouge obscure avec légère élévation de la peau. Cette rougeur s'accrut rapidement, envahit l'abdomen, le thorax, les lombes, le dos; une fièvre modérée accompagnait le développement de cette phlegmasie critique qui ne tarda pas vers le 10e ou 12^e^

jour à se teminer par une desquammation générale. Des vésicatoires aux cuisses appliqués au début de la nouvelle maladie, ne purent arrêter ses progrès, et occasionnèrent même un tel agacement qu'il fallut les supprimer. Mais la disparition de cette affection cutanée ne mit point un terme aux maux du malheureux tambour. Livré depuis cette époque à une soif inextinguible, et, plus tard, à une anxiété épigastrique, qui rendait l'action de l'œsophage extrêmement difficile dans la déglutition des boissons, nous fûmes témoins de la position cruelle où le réduisait l'abstinence. Les cataplasmes sur l'abdomen ne pouvaient être supportés; les fomentations gênaient; les lavements tendaient à rappeler la diarrhée qui l'avait naguères épuisé, et qu'il était imprudent de provoquer. Le bain n'était guère possible. Une seule fois, malgré sa faiblesse, il put en faire usage. Et cependant sa langue rougeâtre, n'offrait nullement l'aspect des irritations ordinaires de l'estomac. L'abdomen n'était point douloureux; les urines coulaient avec assez de facilité ; le pouls était toujours faible, et peu accéléré ; la respiration lente, peu développée. La faiblesse était profonde. Le peu de forces dont il jouissait dans le principe avait été consumé à aller sous la pompe de la cour de l'hôpital, recevoir dans sa bouche l'eau glacée du puits. Maintenant, gisant sur son lit, maigre et désolé, il attendait misérablement et avec un affaiblissement de jour en jour plus visible et irréparable la fin de ses maux. Elle eut lieu le 26 mai 1833. (1)

(1) L'autopsie de P. — permit de reconnaitre:

1° Une injection générale des masses nerveuse, encéphaliques

10. Enfin il nous reste à dire un mot sur ce qu'on peut appeler les *phénomènes critiques*. Ces phénomènes ont été signalés à Paris, par quelques praticiens, lors de l'épidémie.

C'est ainsi que dans le service de M. Alibert; à l'hôpital Saint-Louis (*Gazette médicale du 24 avril 1832*), une jeune demoiselle de 17 ans, entrée le 9 avril, y fut traitée pour un choléra intense. L'ipéca et l'émétique en lavage furent administrés; puis le vin de quina et les vésicatoires. Au bout d'une douzaine de jours il s'opéra une amélioration brusque et sensible; la langue s'humecta, la somnolence disparut presque en entier; la malade répondit à toutes les questions. Ce fut alors qu'en s'assurant de l'état du pouls, on aperçut sur les mains et les avant-bras un grand nombre d'élevures lentiformes d'un rouge peu intense, entourées d'une auréole sensible et se trouvant le siége d'une chaleur prononcée. On crut d'abord cette erruption purement accidentelle, et tenant à l'application des sinapismes mis sur les parties indiquées. Mais on fut bientôt convaincu du contraire en découvrant la même erruption sur la poitrine, le ventre et les cuisses. Ces espèces de

---

et de leurs enveloppes avec un léger affaissement de ces organes.

2° Un état de congestion légère des poumons.

3° Le cœur dans l'état normal.

4° L'estomac parsemé de taches rougeâtres, d'une couleur foncée, sans autre altération de la membrane muqueuse. L'intestin grêle présentait aussi çà et là quelques plaques peu étendues; ses vaisseaux étaient injectés. Nulle part d'ulcération ni de ganglions mésenteriques gonflés. Le gros intestin était sain ainsi que les autres organes. Le cordon rachidien ne fut point examiné.

papules étaient loin d'avoir partout la même forme, les unes étaient conoïdes ; d'autres se trouvaient surmontées d'une goutelette purulente. Sur plusieurs points, elles étaient si petites et si rapprochées, que leurs auréoles formaient une espèce de plaque erythémateuse.

La même erruption fut également observée sur des cholériques de 30 et de 60 ans.

A Thionville et à Metz, nous avons aussi observé une erruption critique. Celle qui se déclara chez Mme M.— (*obs.* 17e), le deuxième jour de la maladie, était formée par une multitude de très-petits boutons tout rouges, extrêmement rapprochés, causant une assez vive démangeaison, et se remarquant à la nuque, aux lombes, et au sacrum. Ces petits boutons, qui étaient reconnaissables au toucher, par les inégalités qu'ils déterminaient, formaient une rougeur continue tirant sur le violet.

Nous n'avons vu de parotides survenir à la fin du choléra, que sur un cholérique de l'hôpital militaire de Thionville, qui présenta en outre une urticaire générale.

Au reste, le petit nombre de ces phénomènes critiques doit les faire considérer comme n'étant pas dans l'essence du choléra. Et toutefois on a eu l'idée de les mettre à profit pour traiter cette affection. On a proposé et on a pratiqué l'urtication.

11. Pour terminer, nous devons signaler un phénomène assez bizarre, c'est la faim, survenant au milieu des symptômes les plus graves; la veille, l'avant-veille de la mort, par exemple. Deux indi-

vidus ont présenté ce phénomène singulier : ils demandaient à manger, et déjà les principaux viscères s'embarrassaient ; tout annonçait leur fin prochaine. Chez le sujet de la 40e observation, ce phénomène se présenta au milieu de symptômes graves ; mais la mort ne survint point.

ARTICLE QUATRIÈME.

MORTALITÉ.

D'après les renseignemens fournis, il conste, qu'à Metz, sur 1,843 cas signalés, il est mort 802 individus, ce qui fait un décès pour environ 1 et demi de guérisons.

La mortalité a porté spécialement sur les femmes, qui avaient aussi été atteintes en plus grand nombre. En effet, sur ces 802 décès, on compte 458 femmes et 344 hommes.

On sait qu'au contraire, à Paris, le chiffre de la mortalité a été défavorable aux hommes.

A l'hôpital militaire, sur les 47 cholériques que nous y avons traités, 19 ont succombé ; ce qui établit également la proportion des décédés par rapport aux guéris, comme 1 est à 1 et demi.

Mais à l'hôpital militaire de Thionville, sur 92 cholériques reçus du 22 mai au 20 juin 1832, 57 ont succombé ; ce qui établit une proportion peu avantageuse.

A Paris, dans les grands hôpitaux, la mortalité a offert des résultats analogues, jusqu'à un certain point, à ceux qui ont été observés à Metz et à Thionville.

C'est ainsi que M. le professeur Bouillaud, sur 102 malades traités à l'hôpital de la Pitié, en a perdu 50, dont 37 hommes et 13 femmes.

M. le professeur Broussais, du 30 mars au 2 mai 1832, sur 128 cholériques traités au Val-de-Grâce, en a perdu 52. 25 étaient sortis guéris à cette époque.

Mais nous voyons dans l'ouvrage de M. le professeur Bouillaud, que la mortalité signalée par d'autres praticiens, a offert des résultats différens. C'est ainsi que M. Rullier, sur 133 malades, en a perdu 86 ; ce qui donne presque deux morts pour un guéri.

D'après ce qui précède, nous voyons que la mortalité, à Metz, par rapport à la population qui est de 45,000 habitans, a été d'*un cinquante-sixième* environ.

A Paris, sur 715,000 habitans, il y a eu 18,000 décès, ce qui fait un 39e trois quarts de la population.

Ces résultats de l'épidémie cholérique, sont sans doute bien désastreux ; mais ils sont pourtant bien éloignés de ceux que le même fléau a produit en Amérique, dans l'île de Cuba, un an plus tard. Soit, en effet, négligence dans la salubrité ; soit influence funeste du climat, sur 112,000 habitans que possède la Havanne, 8,253 ont été enlevés par le fléau, c'est-à-dire qu'il y a eu 1 décès sur moins de 14 habitans; et là, comme à Paris, les femmes ont été épargnées. Le nombre de celles qui ont succombé, ne s'élève qu'à 3,480, tandis qu'il est mort 4,300 hommes. (*Rapport officiel*; national, 4 *septembre* 1833.)

Une statistique générale de la mortalité cholérique suivant les divers pays et suivant les influences locales, pourra seule mettre sur la trace des lois du fléau, et aidera puissamment à sa prophylactique.

ARTICLE CINQUIÈME.

MALADIES ANTÉRIEURES, CONCOMITTANTES ET POSTÉRIEURES A L'ÉPIDÉMIE CHOLÉRIQUE.

Nous n'avons point à revenir sur le caractère des affections de T. (*observ.* n° 1er), P. (*obs.* 2), C. (*obs.* 3), dont il a été question plus haut. Ces affections, de même nature que le choléra, le précédaient de trop près pour qu'il fut possible de les séparer tout-à-fait de la maladie épidémique.

Mais nous devons signaler une affection des membranes muqueuses observée en 1831, vers les mois de septembre et octobre, et qui fit quelques victimes. Cette affection, qui débutait par une irritation abdominale, passait rapidement à la poitrine et sous forme de laryngo-Bronchite, s'y concentrait avec une telle opiniâtreté, qu'il était quelquefois très-difficile de la déloger. Dans ce cas, les malades maigrissaient à vue d'œil, prenaient, au bout de peu de temps, l'aspect des phthisiques. Nul doute que cette affection n'ait de grands rapports avec la grippe, ou fièvre catarrhale bronchique qui a désolé certains pays.

Quelles relations peut avoir eu cette maladie avec le choléra? C'est ce qu'il serait, ce nous semble, assez difficile de déterminer.

Quant aux affections différentes du choléra, et qui l'ont immédiatement précédé ou accompagné, le nombre en est assez grand. On peut même dire que le choléra s'ajoutait comme complication à presque toutes les maladies existantes, et donnait à toutes la couleur de l'épidémie. Il eut été bien impossible cette fois de nier l'existence des constitutions médicales.

C'est ainsi que le choléra s'est déclaré chez des individus atteints de fièvres intermittentes, de lombago, de rhumatismes musculaires, de dartres, de gâle, d'uréthrite, d'affections syphilitiques.

Le tableau ci-joint, présentant les divers genres de maladies observés dans mon service à l'hôpital militaire de Metz, pendant les mois de juillet, août, septembre et octobre 1832, donnera une idée de la diversité des affections existantes, concurremment avec le choléra.

On y verra, en outre, que la mortalité n'a pas exclusivement porté sur les cholériques, quoique cependant il soit vrai de dire que le choléra était alors l'affection la plus meurtrière.

L'influence épidémique se fait bien vivement sentir dans l'observation n° 50, relative à mademoiselle Adèle B. Nous ne pouvons, en effet, attribuer qu'à cette influence fâcheuse, l'absence du pouls pendant *quinze heures*, phénomène aussi rare qu'extraordinaire. Chez les cholériques qui présentaient ce phénomène, la mort était inévitable. B. (*observation n°* 12), qui fut apporté sans pouls, mourut bientôt après son entrée à l'hôpital.

Nous ne ferons plus qu'une remarque; elle est relative aux affections postérieures à l'épidémie, et qui en ont présenté le caractère.

Des craintes furent exprimées en 1832, sur la possibilité de voir le choléra s'acclimater parmi nous, et se reproduire de temps à autre, à l'instar de la petite vérole qui nous fut apportée de l'Arabie, par les Sarrassins en 565.

Les cas de choléra ou de gastro-colite cholériforme, qui ont éclaté à Paris et à Metz, dans l'automne de 1833, peuvent ajouter aux craintes émises. On peut tirer les mêmes conséquences des faits de choléra observés cette année (1834), et qui sont relatés au commencement de ce travail.

Espérons, toutefois, que cette source de malheurs sera bientôt tarie. Tout semble d'ailleurs nous l'annoncer; la moindre gravité des cas qui se présentent, et leur nombre toujours décroissant, nous permettent de le croire, comme aussi l'éloignement des causes ou même l'absence totale des causes qui dé-

Tableau n° 3. HÔPITAL MILITAIRE D'INSTRUCTION DE METZ.

Page 272.

MOUVEMENT MÉDICAL

Pendant les mois de

Juillet, Août, Septembre et Octobre 1832.

Genre de Maladie.	Existant le 1 juillet 1832.	Entrés en Juillet	Entrés en Août.	Entrés en Septembre.	Entrés en Octobre.	TOTAL des entrans.	SORTIS.	Décédés.	Restant au 1 novembre 1832.	*Observations.*
Erysipèle		1	1		1	3				
Furoncles					1	1				
Dartres										
Scarlatine		1				1				
Rougeole		1				1				
Variole	2	5	1			6		2		
Ophtalmies	2									
Otites	1	1	1			2				
Stomatites	1									
Amygdalites		2		5	3	10				
Pharyngites	1									
Bronchites et hémoptysies	8	5	4	4	4	17				
Pneumonites aigues		2	1	3	2	8				
Pneumonites chroniq	3	3	3	2	5	13		4		
Pleurites		4	2	1	4	11				
Pleuro-pneumonites	9	7	4	1	3	15		3		
Gastro-bronchites	7	1	4	2		7				
Gastro-pneumonites	9	6	3	4		13				
Gastro-pleurites		2	3			5				
Gastrites et gastro-entérites	10	17	5	11	4	37		1		
Gastralgies	1									
Gastro-duodéno hépatites	1	2	2	7	5	16				
Gastro-colites	2	20	9	19	7	55		1		
Colites	2	6	13	16	9	44		2		
Péritonites	1									
Choléra	4	26	15	2		43		19		
Hémorrhoïdes	1									
Gastro-céphalites	4	10	7	6		23		1		
Congestion-cérébrales		2	1	8	7	18				
Fièvres intermittentes	71	48	33	23	14	98				
Epilepsies				1		1				
Idiotie			1			1				
Névralgies				2		2				
Rhumatisme musculaire	2	1		1	1	3				
Arthrites					1	1				
Leucophlegmatie			1			1		1		
Scrophules	1									
Syphilis										
Solution de continuité	1			1		1				
Courbatures		1			2	3				
Convalescens	7									
Totaux	151					460	541	34	36	
	611						611			

Mortalité. { proportion de tous les décédés aux sortans; comme 1 est à 15 31/34.
proportion des décédés aux sortans, les cholériques non compris; comme 1 est à 33.

terminent le choléra dans l'Inde, où il s'est développé en premier lieu (1).

DEUXIÈME SECTION.

CARACTÈRES ANATOMIQUES DE L'AFFECTION;

OU

ALTÉRATIONS OBSERVÉES DANS LES ORGANES APRÈS LA MORT.

Il existe entre les diverses autopsies que nous avons pratiquées, de grandes différences sous le rapport des résultats. La première qui se présente, c'est que la mort est quelquefois survenue sans que les organes retinssent sur le cadavre des traces bien grandes de l'affection si grave qui avait été notée durant la vie.

C'est ainsi que dans l'observation 24e, nous voyons les organes abdominaux et thoraciques présenter peu de lésions. L'encéphale seul offre quelques particularités; savoir: de l'injection, des liquides séreux épanchés; enfin, un très-léger ramollissement du bulbe rachidien, lequel peut expliquer, jusqu'à un

---

(1) Au moment où ces lignes étaient tracées, nous étions loin de penser que le choléra reviendrait sitôt dans notre belle patrie, et que nous aurions encore à gémir de ses désastres. (*Voyez la note de la page* 237.)

certain point, avec les autres traces d'irritation encéphalique, l'agitation qui se fit remarquer si longtemps pendant la maladie.

Mais une seconde circonstance qui diversifie les observations, sous le rapport des résultats de l'autopsie, c'est la variété des parties atteintes. Toutefois si nous réunissons les faits, nous voyons ce qui suit :

1°. L'*extérieur* du cadavre, ses yeux conservaient après la mort, la même apparence que pendant la vie. Les muscles conservaient aux parties la posture ou le genre d'expression qu'elles avaient. Ces muscles jouissaient même encore, dans certains cas, d'une très-grande rétractilité, ainsi qu'on le voit par les observations 7e et 12e. On voit même dans l'observation 10e la langue restée pincée entre les dents par l'action des élévateurs de la machoire inférieure contractés et raidis. Mais cette circonstance semble être le résultat du genre de mort particulier au sujet.

2°. L'*encéphale* et ses *enveloppes* étaient généralement injectés; des fluides séreux, quelquefois sanguinolens, étaient épanchés dans les cavités de l'arachnoïde cranienne et rachidienne.

Dans les cas les plus graves, la coloration des substances du cerveau était fortement tranchée; la grise était couleur *Hortensia*, *rose de provins* ou *cerise*; tandis que la blanche était d'un blanc mat particulier.

Mais sous le rapport de la consistance, le système nerveux cérébro-spinal était généralement intègre; sauf le cas de T.—(1re *observ.*), dans lequel la masse encéphalique toute entière était comme liquéfiée. Il est vrai que les autres organes partageaient cet état par leur affaissement et leur extrême mollesse.

Les *nerfs* et *ganglions* examinés (*observations* 1re, 16e, 23e), n'ont rien présenté de particulier. Ils partageaient l'état des organes voisins.

3°. La *bouche*, le *pharynx*, l'*œsophage*, le *larynx* n'offraient rien à signaler; si ce n'est quelques follicules grossis chez quelques sujets.

4°. Les *poumons* étaient, en général, crépitans, quoique remplis de sang et sans autre altération récente. Leurs adhérences tenaient à des affections anciennes.

5°. Le *cœur*, rempli dans ses cavités droites et gauches, de sang également noir, liquide, très-rarement caillé, présentait dans des cas très-graves, une ecchymose dans le tissu graisseux de la base de ses ventricules (25e *et* 26e *observ.*). Une ecchymose pareille se voyait chez un grand nombre à la région lombaire, dans la masse des muscles sacro-spinaux.

L'*aorte* était remplie de sang noir chez le sujet de la 9e observation, ainsi que sur ceux de la 10e, 15e, et 45e.

Dans la 1re observation, le système vasculaire était complètement vide, ainsi que le cœur; et, sous ce rapport, cette observation mérite une attention spéciale. Le sang semblait s'être précipité dans les organes et avoir totalement abandonné les vaisseaux.

Un écoulement de sang a eu lieu par les fosses

nazales sur un sujet (*observ.* 24e), au moment même de l'autopsie.

6°. Le *canal digestif* dans sa portion abdominale a présenté, dans un grand nombre de cas, un développement de follicules isolés et de plaques folliculeuses (*observations* 7e, 9e, 15e, 16e, 23e, 24e, 26e, 32e, etc.) Mais chez tous il y avait des rougeurs dans l'estomac, l'intestin grêle ou le gros intestin; soit seules, soit développées sur les follicules existans. Ces rougeurs étaient d'apparences très-diverses. Ainsi tantôt elles étaient pointillées; tantôt arborisées; tantôt comme ecchymosées; tantôt par plaques. Elles avaient quelquefois une petite étendue. Mais dans les cas graves, ces rougeurs envahissaient une très-longue portion de l'intestin grêle ou du gros intestin (*observ.* 7e, 12e), alors on eut dit que la masse intestinale presque toute entière avait été le foyer du mal.

Les fluides contenus dans le canal variaient; tantôt ils étaient jaunâtres et liquides; d'autres fois grisâtres ou blanchâtres; quelquefois sanguinolens, comme si la membrane muqueuse avait été le siège d'une exsudation sanguine.

Dans le cas qui fait l'objet de la première observation, la mort fut si rapide que les matières fécales dures et de couleur naturelle étaient restées dans le gros intestin. Cette circonstance qui semblera bizarre, n'est pas de nature à détruire l'assimilation que nous avons faite de ce cas, en le considérant comme un *choléra sec*.

Des lombricoïdes ont aussi été vus dans le canal intestinal, ainsi que des traces d'anciennes ulcérations étrangères à la maladie épidémique.

7°. Le *péritoine* d'une couleur, en général livide, présentait dans certains cas, une exsudation glutineuse bien capable de faire croire à son altération (*observ.* 7e *et* 12e).

On conçoit que de cet aspect, à celui que présentait le péritoine sur le sujet de l'observation 23e, il n'y a qu'un pas, si même il n'y a pas véritable identité d'affection dans l'un et dans l'autre.

8° Le *foie*, la *rate*, les *reins* surtout, étaient très-gorgés de sang. La bile de la vésicule était généralement noirâtre. La *vessie* contractée était vide le plus souvent.

9° Les *organes génitaux* n'offraient rien de particulier, si ce n'est des traces de métrite chronique chez la femme de l'observation 16e, et des traces d'uréthrite et d'ulcères au pénis sur le sujet de la 7e observation.

10° Enfin, les *muscles* étaient d'un rouge prononcé, et les *os* sciés chez le sujet de la 23e observation, se sont trouvés d'un rouge foncé, tel qu'il a été signalé à Paris pour la première fois au Val-de-Grâce.

De cet ensemble d'altérations observées, il résulte que le choléra ne peut être considéré comme attaquant un seul genre, ou un seul système d'organes. Il commence sans doute par affecter le canal digestif; mais le système nerveux cérébro-spinal devient bientôt son lieu de prédilection; et c'est là que nous le voyons persévérer lorsqu'il a semblé délaisser l'estomac et l'intestin.

Mais que penser des ecchymoses de la région lombaire, du cœur ; de la liquidité, de la couleur noire du sang trouvé dans les cavités gauches du cœur; et des caillots rencontrés dans d'autres cas, tout formés dans les artères et les obstruant ?

Il est évident qu'il n'y a pas simple altération inflammatoire des organes chez lesquels d'ailleurs les traces d'inflammation pourraient quelquefois être mises en doute. Il faut reconnaître qu'il y a véritable décomposition du sang. Cette décomposition ne peut être que le résultat d'un agent absorbé, ou qui s'est introduit dans les voies circulatoires, et qui est l'origine première de tous les désordres.

Nous sentons combien il eut été avantageux, pour corroborer cette opinion, de pouvoir apporter à l'appui des analyses chymiques. Mais on sent que de telles preuves sont infiniment difficiles à fournir, loin des grands foyers de lumières, et surtout lorsqu'il y a encore tant d'imperfection dans les procédés d'analyse organique (1).

---

(1) M. Rayer analysant le sang cholérique (*Gaz. méd. n° 46*), a trouvé qu'il rougit peu à l'air ou dans son propre sérum; et qu'il contient moins de sérum, moins de sels, et qu'il est en outre moins oxigenable.

Le docteur Thompson, professeur de chimie à l'université de Glascow, a trouvé les résultats suivans dans ses analyses sur la proportion des divers élémens du sang.

CONCLUSIONS

RELATIVES A LA NATURE DU CHOLÉRA.

1° D'après ce qui précède, concernant la manière d'agir des causes, le caractère des symptômes et les altérations remarquées après la mort, il est permis d'établir que le choléra est l'effet d'une *infection miasmatique* (*observ*, 17e). L'agent délétère et inconnu qui agit sur l'organisme, porte d'abord

---

	santé.	Choléra n° 1.	Choléra n° 4.
Eau	100	100	100
Albumine	10,79	7,54	9,28
Fibrine	5,67	0,57	1,97
Matière colorante et albumine .	9,42	4,51	34,08
Sels. { Sel commun avec un peu de potasse et de soude. Phosphate de chaux. Sels solubles dans l'alkool. Peroxide de fer. }	1,65	1,81	1,85
	127,53	151,23	147,18

Enfin M. Lassaigne analysa deux échantillons de sang cholérique fourni par M. Magendie; l'un de couleur et de consistance gelée de groseille, conservait dans ses petites portions la forme des vaisseaux où il s'était arrêté. Il constata que ce fluide possède les mêmes propriétés alkalines que le sang ordinaire, et contient moins d'eau ou de sérum. Du reste, il n'a pu découvrir dans le caillot l'acide libre que M. Hermann, de Moscou, dit y avoir vu.

(*Bouillaud*, traité du choléra.)

son action sur le sang; puis, par l'effet des lois propres à l'économie et relatives à l'expulsion des miasmes délétères, comme corps étrangers, il est dirigé vers le canal intestinal, surface excrétoire immensément étendue, qui doit servir de voie pour sa sortie, de la même manière que les gazs fétides des salles de dissection, sont ainsi portés au-dehors par la voie de l'intestin.

Irritant vivement cet organe par sa subite présence, cet agent délétère et inconnu y détermine un afflux de liquides qui s'élève rapidement à l'état inflammatoire. Mais son action sur le sang tend à généraliser ses effets. Aussi le système nerveux, l'encéphale surtout, si sensible aux miasmes putrides, en conserve une atteinte qui devient trop souvent mortelle.

C'est donc dans la classe des *affections miasmatiques*, que nous placerons le choléra, et non parmi les affections inflammatoires, *sui generis* du canal digestif, ainsi que l'ont fait quelques auteurs.

2° Il est permis de penser que les individus qui n'ont point été atteints par l'affection épidémique, ont dû leur salut à la régularité et à l'harmonie d'action de leurs différens organes; à la perméabilité de la peau, des membranes muqueuses, des diverses surfaces excrétoires; comme aussi aux diverses circonstances favorables qui les ont tenus éloignés des foyers d'infection cholérique. Enfin, peut-être aussi à leur idiosyncrasie, c'est-à-dire à leur impressionabilité moindre qui a rendu leurs organes moins sensibles à la présence de la cause épidémique.

TROISIÈME PARTIE.

CONSÉQUENCES PRATIQUES RELATIVES AU DIAGNOSTIC, AU PRONOSTIC ET AU TRAITEMENT DU CHOLÉRA.

CHAPITRE PREMIER.

DIAGNOSTIC.

L'idée qu'on se faisait du choléra avant son apparition, était réellement fantastique. Comment, en effet, concevoir une affection dans laquelle les diverses parties du visage, la langue, devenaient froides, glacées; le pouls imperceptible, la soif inextinguible; et dans laquelle à la diarrhée et au vomissement se joignaient des contractions musculaires générales; et tout cela, l'individu conservant assez long-temps toute son intelligence; sa volonté, si nous pouvons ainsi nous exprimer, restant debout sur un cadavre.

Il ne faut point dès-lors s'étonner de l'entraînement des médecins à aller contempler sur les lieux où elle éclatait, cette fatale maladie. Elle portait avec elle un tel cachet, qu'il paraissait bien impossible de la méconnaître après l'avoir vue. Aussi le diagnostic en devenait-il alors facile.

Mais pour celui qui n'avait pas vu de cholériques, l'affection, telle qu'on la dépeignait, avait quelque chose de vague, d'indéterminé, d'étrange; et le praticien n'avait devant ses yeux pour se la représenter par des analogues, que les vomissemens et les selles, double série de déjections suivies de collapsus plus ou moins profond, qu'il était à même d'observer de temps à autre pendant les fortes chaleurs ou durant l'automne, à l'époque des fruits. Or, l'affection nouvelle, d'après les détails fournis, détruisait en apparence les idées établies relativement aux sympathies de l'estomac et des autres viscères intérieurs. Il fallait le temps et la réflexion pour arriver à reconnaître que les lois de l'organisme n'étaient point bouleversées; mais qu'il y avait seulement action d'un agent nouveau tout particulier, d'un poison qui altérait les sources même de la vie, et donnait naissance à des phénomènes de concentration vitale tout particuliers.

Quels pouvaient être, en effet, les affections avec lesquelles le choléra pouvait être confondu?

Avec la gastro-colite? Mais dans cette affection de nos climats, observée si souvent en automne, les signes d'irritation abdominale sont toujours très-prononcés. Les sympathies de l'estomac et du canal intestinal sont toujours vivement mises en jeu. Tandis que dans le choléra-morbus on remarquait des circonstances toutes contraires; des déjections intestinales souvent sans douleur; une prostration subite; un pouls imperceptible, ou d'une lenteur et d'une petitesse désespérantes dès le début. Ainsi l'affection cholérique loin de développer de la fièvre, des phénomènes d'irritation sympathique, semblait, au contraire, d'abord tout éteindre; et ce n'était que lorsque ceux-ci reparaissaient, qu'il était permis d'espérer quelque chose en faveur du malade.

Pouvait-on confondre le choléra avec la péritonite? non, puisque dans la péritonite, la plus vive sensibilité se développe dans l'abdomen qu'on ne peut plus toucher sans arracher des cris. D'ailleurs, en général, l'abdomen alors, est tendu et souvent météorisé; les selles impossibles ou extrêmement douloureuses. Tandis que dans le choléra, outre les selles abondantes, le bas-ventre est mou, pâteux, sans météorisation, et ne donne que çà et là, et quelquefois assez long-temps après que la maladie a éclaté, des signes d'inflammation abdominale.

Le seul phénomène d'irritation à peu près constant, est la douleur épigastrique. Mais cette douleur si spéciale, existe dès le principe sans que la langue témoigne la moindre influence sympathique. Elle semble n'être que le symptôme d'une névrose gastrique.

Nous ne parlons pas de l'expression de la physionomie, si caractéristique dans le choléra ; de la voix soufflée dite *cholérique;* de la prostration profonde; des indices fournis par le sang tiré des veines du malade ; non plus que de la nature des selles ; toutes circonstances trop spéciales pour mettre la moindre incertitude dans le diagnostic.

Tout semble donc caractériser le choléra d'une manière si frappante, que le doute, la confusion paraissent difficiles.

Mais si nous appliquons le diagnostic à la connaissance des divers degrés de l'affection épidémique, ou de ses différences, suivant les climats et les époques, alors nous entrons dans un océan de discussions et d'incertitudes.

En effet, il est des médecins qui ne reconnaissent le choléra que lorsqu'il présente tous les caractères de la sixième forme, c'est-à-dire, lorsque tout annonce l'*agonie du malade*. Il est inutile de dire que cette opinion nous paraît erronée, parcequ'elle ne s'attache qu'au point culminant de l'objet, au lieu de l'embrasser dans son ensemble. Soit qu'on admette ou non l'infection cholérique, l'affection présente toujours plusieurs degrés qu'il faut distinguer.

Le choléra semble aussi emprunter suivant les climats qu'il parcourt, des caractères différens. C'est ainsi que celui de l'Inde, d'où provient bien incontestablement celui que nous venons de voir en France, n'offre pas toujours, à ce qu'il paraît, la cyanose qui a pour ainsi dire, caractérisé l'affection épidémique de nos climats. Cette circonstance peut tenir au développement plus grand du système vasculaire dans la race arabe européenne, qui rend plus sensible chez nous les phénomènes relatifs à cet ensemble d'organes. Par opposition, le choléra Indien paraît être beaucoup plus spasmodique, et devient aussi beaucoup plus rapidement mortel. Il paraît, en effet, qu'en moins d'une heure ou deux, on peut quelquefois périr de cette maladie dans l'Inde, quand on ne reçoit aucun secours.

Les symptômes propres à l'affection, sont aussi indiqués comme allant progressivement en augmentant, de manière que l'état algide serait, en quelque sorte, le dernier terme de la maladie. Tandis que, en France, nous avons vu cet état algide être dans beaucoup de cas, comme le début ou constituer la première période de l'affection.

Il paraît donc positif, que, malgré l'identité évidente du choléra de l'Inde, et du choléra européen, il y a cependant entre ces deux affections des différences d'intensité dans l'action de leur cause commune, suivant que cette cause agit habituellement sur les individus, ou suivant quelle les prend à l'improviste ou à de forts longs intervalles. Suivant aussi que la cause agit à sa source, ou bien loin des lieux qui la voient naître.

Peut-être, aussi, la différence des individus est-elle pour quelque chose dans les différences remarquées. Pourquoi, en effet, les individus de la race mongole, ne seraient-ils pas autrement affectés que ceux de la race caucasique?

Les phénomènes de tous temps considérés comme caractéristiques dans l'affection dont nous parlons, sont:

1° Les évacuations par le haut et par le bas, accompagnées ou suivies d'une irritation plus ou moins vive des voies digestives; et l'affection consécutive ou simultanée du système nerveux, témoignée par les crampes, les phénomènes convulsifs qui apparaissent.

2° Puis, la nature des matières évacuées, lesquelles sont d'abord naturelles, c'est-à-dire, alimentaires ou biliaires. Mais plus tard, par l'action forcée et violente des organes, elles semblent ne plus être que le produit également forcé d'une sécrétion muqueuse anormale.

Or, ces caractères se constatent partout où l'affection cholérique se développe et signale son identité. Leur simple énonciation suffit pour faire distinguer le choléra d'une indigestion. Dans celle-ci, les organes se débarrassent des alimens ou des boissons qui les surchargent. Dans celui-là les organes sont livrés à des mouvemens d'excrétion inattendus, anormaux, violents et suivis d'une prostration qui n'est point expliquée par les faibles causes occasionnelles auxquelles on peut attribuer le commencement du mal.

Enfin, tout tend à démontrer que le choléra, qui en 1600, régna dans toute l'Europe, et dont le lieu d'origine n'a point été précisé par les auteurs, était semblable à celui dont nous venons d'être témoins. Il est aussi le seul qui ait été général.

Quand à l'épidémie de choléra observée par *Sydenham* à Londres, de 1669 à 1672; et à celle observée à Paris, par *Malouin* en 1750. Il paraît que l'une et l'autre ne sortirent point du lieu où elles avaient pris naissance. Mais en général on éprouve le regret, en compulsant les auteurs, de ne trouver que peu de détails sur les symptômes de cette maladie.

C'est cette absence de détails, qui rend si difficile à établir le rapport existant entre la fameuse *peste noire* du quatorzième siècle et le choléra-morbus de nos jours. Quelques médecins admettent cependant la similitude des deux affections.

Si l'on s'en rapporte à M. le baron de Zach (*correspond. astro-géograph. etc. vol.* 12e 1825.) qui a analysé avec soin les ouvrages qui ont parlé de la *peste noire*, ce terrible fléau, connu aussi sous le nom de *mort noire*, (Schwarzer Todt), commença en 1334 dans le Kathai, province de Chine; et vint d'Asie en Russie l'an 1351. Depuis cette époque, il exerça ses affreux ravages dans toute l'Europe, pendant trente ans.

Pour se faire une idée de sa violence, il suffit de dire qu'à Paris, on enterra pendant plusieurs semaines, plus de 500 morts par jour; et que Guy de Chauliac estime que le quart de la population de la France fut enlevé. C'est cette maladie dont fut victime la belle Laure.

« Elle (cette maladie), s'annonçait ordinairement par un frisson qui passait à la chaleur avec des douleurs poignantes dans les épaules et le long du dos. Si le second jour le malade vomissait le sang, il mourait le troisième. *Quelques jours après le décès*, toute la surface du corps devenait noire comme du charbon. Les symptômes du mal variaient avec les lieux, et, dans les mêmes lieux, avec le retour de la maladie. Des douleurs à la poitrine; des tumeurs au col, au-dessous des aisselles, aux aines; la langue noire; l'haleine infecte; des crachemens de sang; l'insomnie, le délire jusqu'à la frénésie et à la fureur étaient les symptômes ordinaires de cette affection. » (1).

---

(1) Les médecins ne savaient quels remèdes administrer. On essaya de tout, jusqu'à proposer les plaisirs, le libertinage et la débauche!! la peur même avait à la fin disparu. *Mentes stupore induruerunt*, dit *Otton d'Arezzo*. Personne ne travaillait; on mangeait, on buvait, on jouait, on s'étourdissait, on se noyait dans tous les genres de plaisirs. Tout sentiment moral était éteint. L'égoïsme

Il serait bien difficile, d'après cela, d'établir une ressemblance même éloignée, entre cette maladie et le choléra que nous avons observé.

---

le plus révoltant avait remplacé toutes les affections douces. On était tombé dans une apathie, une insensibilité et même une brutalité extraordinaires. Le délire fut porté au point que les pauvres accusaient les riches de ces malheurs ; le fanatisme remplaça cette espèce d'insensibilité. On accusa les juifs d'avoir empoisonné des puits et des fontaines ; on en fit périr beaucoup par le fer et par le feu.... La frayeur de tant de maux donna naissance à un genre de pénitence inconnu jusqu'alors ; ce fut de se fouetter publiquement avec des disciplines garnies de nœuds et armées de pointes de fer (*chronique de St.-Thiébault à l'an* 1349). Ces *flagellans* ou battus parurent principalement en Allemagne, en Lorraine, en Flandre et en Hainaut. Le roi de France ne voulut pas que cette secte pénétrat dans le royaume, d'après l'avis de la faculté de théologie de Paris. » (*Bull. scienc. médic. de Ferussac, avril* 1825. *p.* 347.)

On a vu de nos jours, malgré le progrès des lumières et notre civilisation avancée, des préjugés funestes éclater, au sein même de notre capitale, dès le début de l'épidémie cholérique. Mais les excès auxquels s'est laissé aller le peuple de Madrid confirme cette vérité, que les mêmes causes, à toutes les époques, reproduisent les mêmes effets. (a)

(a) A Madrid, trois couvens ont été saccagés par la populace égarée sur le vain bruit que les moines avaient empoisonné les fontaines. (*Temps*, 26 *juillet* 1834.)

CHAPITRE DEUXIÈME.

PRONOSTIC.

Il résulte des données statistiques rapportées ci-dessus, que les individus dans la force de l'âge, de 30 à 40 ans d'abord; puis de 40 à 50; et de 50 à 60; sont ceux qui ont eu le plus à souffrir du choléra. Il paraît donc que le danger est proportionnel à l'énergie des individus. Ce qui semble justifier jusqu'à un certain point cette bizarre expression de *trousse galant* donnée au choléra, probablement par le peuple.

Le sexe a donné lieu à cette remarque importante; que les femmes, à Metz, sont bien plus exposées que les hommes à cette affection, et y succombent aussi en plus grand nombre. Sur 1843 cas de choléra, 1041 appartiennent aux femmes; et sur 802 décès, on a compté 458 femmes.

Les tempéramens bilieux et sanguins, ont paru également devoir se garer davantage des causes prédisposantes et déterminantes de cette affection qui paraissait les atteindre de préférance.

Les professions n'ont donné lieu à aucune remarque particulière.

Mais si au lieu de nous arrêter aux circonstances individuelles ou extra-individuelles pour noter la disposition aux atteintes, nous passons à l'indication des caractères de l'affection qui signalaient sa gravité; nous dirons alors, que les symptômes les plus graves étaient: 1° La perte de l'action du larynx, qui exprimait le degré extrême de la prostration existante, et la nature blanchâtre des selles et des vomissemens.

2° L'imperceptibilité du pouls, la profondeur et la couleur noirâtre du cercle oculaire, symptômes qui étaient excessivement fâcheux. Leur persistance inspirait les craintes les plus vives.

Le retour de la peau à sa coloration naturelle, était d'un bien heureux augure; car elle annonçait la diminution de la concentration intérieure, et un changement favorable dans les autres symptômes; notamment la cessation des crampes qui étaient en proportion avec la force du mal.

3° Mais les cas les plus graves ont été caractérisés par la suppression des urines; et toutefois le retour de l'action des reins, n'était pas ensuite dans tous les cas, l'indice d'une guérison certaine.

4° La diarrhée involontaire était toujours de mauvais augure. Mais tout retard dans la réaction; toute persistance de la période algide était funeste. Et si, quand la réaction s'était établie, l'encéphale conservait l'irritation pendant quelque temps, il était ensuite excessivement difficile d'obtenir un résultat favorable. Presque toujours, alors, le malade après de longs débats, terminait douloureusement sa vie.

De sorte que l'absence des symptômes qui viennent d'être indiqués, ou leur prompte disparition;

la rapidité de la réaction, et la modération de l'excitation encéphalique, tels étaient les circonstances qui assuraient la guérison.

Une question a été agitée: le choléra, abandonné à lui-même, est-il toujours mortel?

Ici une distinction importante doit être établie. S'il s'agit du choléra algide, tel qu'il est déterminé dans la 6e forme exposée ci-dessus, *oui*, nous croyons vraie la proposition émise par quelques auteurs. Mais s'il s'agit de formes moins avancées, d'un choléra qui n'est point encore arrivé au dégré qui vient d'être indiqué, il est alors permis d'espérer quelquefois la guérison par de simples attentions ou par ces changemens de régime ou d'habitudes qui s'opèrent chez les malades, sans l'intervention du médecin, et par le seul résultat des nécessités de la maladie. On sait, en effet, qu'il n'est personne qui résiste à l'influence morale des modificateurs dont l'action le blesse. Celui qui, après avoir mangé du melon, a, par exemple, été pris de diarrhée, ne va pas continuer l'usage d'un aliment qu'il reconnait dangereux; et cette simple interruption dans l'action d'un modificateur devenu nuisible, joint à d'autres précautions instinctives, suffit pour arrêter un trouble léger. C'est en ce sens que doivent s'entendre, en temps d'épidémie, les guérisons spontanées. Nous doutons qu'il y en ait d'un autre genre. On ne se raidit pas contre le mal; ce serait jouer trop gros jeu. L'expérience prouve qu'on succombe toujours.

CHAPITRE TROISIÈME.

TRAITEMENT.

Le traitement du choléra se divise en traitement *prophylactique* et en traitement *curatif*. Le premier embrasse tous les soins dont il est nécessaire de s'entourer pour prévenir l'irruption du fléau. Le second, au contraire, a pour but de combattre celui-ci quand il est une fois déclaré.

Dans l'un et l'autre cas, le traitement peut être *rationnel* ou *expérimental*. Il est nécessaire d'expliquer ces deux expressions, qui résument à elles seules tout ce qui se fait en pareil cas.

Le traitement *rationnel* consiste à n'agir que d'après des données positives sur la maladie et les agens thérapeutiques, c'est-à-dire, à suivre la voix de la raison et à ne marcher que du connu à l'inconnu.

Le traitement *expérimental*, au contraire, a pour but de faire l'essai de moyens dont on ignore les effets; par conséquent de tenter la fortune sans données suffisantes pour prévoir le succès. On ne sort pas alors de la voie des probabilités, la seule qui soit départie à l'homme pour marcher dans la route épineuse de la vie; mais on se livre aux spéculations les plus hasardées, aux probabilités les plus faibles. On se lance dans un champ nouveau où l'on espère trouver, à ses risques et périls, ce qu'on n'osait plus attendre des moyens connus.

Tels se sont présentés ces médecins qui ont voulu saisir directement, au sein des organes, l'agent inconnu du choléra. Comment, lorsqu'on savait si peu de choses sur l'agent cholérique, vouloir le neutraliser? C'était trop de présomption, et toutefois on ne saurait blâmer les essais, en général, puisqu'ils sont la seule voie d'avancement ouverte à l'intelligence.

PREMIÈRE SECTION.

TRAITEMENT PRÉSERVATIF.

Il n'y avait que trois manières d'agir pour se préserver du choléra. 1° Repousser la cause; 2° la fuir soi-même en s'éloignant du théâtre de l'épidémie. 3° Ou bien, sans s'éloigner, ni chasser l'agent cholérigène, le neutraliser ou annuler ses effets.

Article 1er.

Les données qui ont été exposées en commençant, tendent à démontrer que l'air humide est le véhicule de l'agent cholérigène. Or, comme il est évidemment impossible de repousser d'une manière permanente un véhicule de ce genre, le premier moyen prophylactique ne saurait être employé universellement. Mais il y a cependant possibilité de mettre à profit toutes les circonstances capables de développer de l'air sec ; c'est ce qui a été fait avec succès.

C'est ainsi que les appartements, les habitations élévées et exposées au midi, facilement aérées, et continuellement chauffées, ont été d'un grand secours.

Les vêtemens chauds et secs ont eu le même avantage, et ont été recommandés avec le même succès.

Nous avons dit qu'à Berlin dans certaines rues, la file de maisons dont la façade était dirigée vers le sud, et qui recevait directement le soleil, ne présentait presque pas de cholériques ; tandis qu'ils étaient très-nombreux dans la file opposée. Cette observation, jointe à d'autres, a pu déterminer à choisir des locaux favorables, et sans avoir de faits particuliers à signaler à cet égard, nous avons la conviction que ceux qui en ont profité, ont dû s'en bien trouver.

Article 2.

Dans tous les cas d'épidémie, la crainte du mal est toute puissante. Aussi lors de l'invasion du choléra, presque partout la peur du mal a fait fuir les uns, et fait naître chez d'autres ce qu'on a appelé le *mal de la peur*. Metz n'a point échappé à cette influence morale de l'épidémie ; une certaine partie de sa population a cru devoir chercher son salut dans les pays voisins. Nous citerons une actrice distinguée, Mme Dorsey, que ce bruit étourdissant de morts et de mourans fit fuir un instant vers les bords du Rhin.

Il faut avouer qu'on est loin d'être toujours maître de soi. Aussi, sans vouloir conseiller de fuir à ceux que le choléra menacerait, nous croyons cependant qu'un voyage fait à propos, quand l'esprit est malade, quand l'imagination est frappée, pourrait être infiniment avantageux. Son premier effet serait d'ailleurs de diminuer le nombre des individus réunis, et l'on sait que tous les grands rassemblemens exposent aux affections épidémiques; mais on sent que les moyens de ce genre ne peuvent être à l'usage de la foule.

Article 3.

Neutraliser l'agent cholérigène, telle est donc la tâche principale dévolue au médecin qui s'occupe de prophylaxie.

Et, d'abord, pense-t-on qu'il soit possible de barrer le passage au choléra? Comment, lorsque l'air, l'eau en vapeur, l'eau liquide peut-être, se chargent à la fois de l'agent morbifique inconnu dans sa nature, concevoir que les cordons sanitaires, les lazarets puissent être de quelques secours? On a bien dit que l'armée russe avait porté le choléra en Pologne; mais est-ce une armée qui l'a porté à Sunderland?

Comment se fait-il que de Londres il soit passé à vol d'oiseau au centre de Paris, dans la cité? Il est bien évident qu'il y a dans la marche du choléra, autre chose qu'une simple communication d'homme à homme.

Nous avons vu qu'à Thionville, le fléau existait déjà aux environs et dans la ville, lorsqu'il éclata avec fureur à l'hôpital militaire.

Il faut donc avouer que les individus prédisposés sont atteints partout à la fois, et sans qu'il y ait de rapports entr'eux. Pour neutraliser l'agent cholérigène, il faut donc recourir à d'autres moyens qu'à des obstacles purement physiques.

Le chlore a été proposé et employé avec profusion. Considéré comme moyen de purifier l'air, d'assainir les appartemens, on ne saurait douter de ses bons effets. Mais a-t-on remarqué dans son action quelque résultat spécial concernant l'agent cholérigène? Nous n'avons rien appris à cet égard. Nous ajouterons que dans les lieux où le chlore était continuellement employé, son odeur devenait dégoûtante. Plus d'une fois nous avons failli en être incommodé. L'eau chlorurée, chargée de miasmes, devenait-elle alors une source d'émanations fâcheuses? Nous ne saurions rien affirmer à cet égard.

Le vinaigre employé comme préservatif n'a rien offert non plus de particulier dans son action.

Mais l'influence de la salubrité des lieux nous a paru évidente. C'est dans une trop petite salle, comme étouffée, où mangeaient et couchaient à la fois à l'hôpital militaire de Thionville, les infirmiers majors arrivés de Metz, que tomba subitement malade l'infirmier-major Berth.— (*observ.* 7e), qui succomba au fléau ; et ensuite Ferr.— (*observ.* 8e), qui en échappa. Il est inutile de dire que la salle dont il est question, fut immédiatement évacuée et aérée.

Nous avons la conviction que les appartemens spacieux et salubres, sont l'un des moyens prophylactiques les plus avantageux ; et nous croyons qu'il est permis d'attribuer au manque de salubrité la violence du fléau à l'hôpital militaire de Thionville.

En effet, au moment où nous y prîmes le service, nous trouvâmes les salles en général étroites et avec des plafonds beaucoup trop bas. — L'hôpital était entouré d'arbres touffus; une des cours tellement ombragée, que la vue des croisées de certaines salles était presque complètement masquée par le feuillage. Ces circonstances tendaient à rendre l'air *stagnant* dans l'hôpital ; à le charger, par conséquent, d'émanations de plus en plus considérables et dangereuses. La situation de l'hôpital sur la rive droite de la Moselle, immédiatement au-dessus des eaux, était aussi une cause d'humidité et d'insalubrité à ajouter aux précédentes.

Ce fut à la généreuse sollicitude de M. le général Maulmont, (1) pour tout ce qui intéresse les militaires malades, que nous dûmes l'avantage d'obtenir toutes les améliorations qu'il était possible de réaliser immédiatement à l'hôpital militaire de Thionville.

C'est ainsi que les arbres des cours intérieures qui bouchaient les croisées des salles et rendaient difficile le changement d'air, furent décimés, ébranchés ou enlevés; que le séchoir du linge fut éloigné de ces mêmes salles dont il était trop voisin ; que les latrines, généralement mal disposées et infectes, furent réparées et assainies. Nous fîmes évacuer les salles dont les croisées donnaient sur la Moselle ; nous fîmes espacer les lits des salles où les cholériques étaient

(1) Cet officier général commandait alors le département de la Moselle et résidait à Thionville.

20

traités. Il ne fut établi qu'une seule rangée de lits dans celles qui furent jugées trop étroites. Enfin, toutes les parties de l'hôpital devinrent l'objet d'une plus grande surveillance, sous le rapport de la salubrité, aussi rendue difficile par la difficulté de trouver des infirmiers et ouvriers de bonne volonté que le bruit de l'épidémie éloignait de nos malades.

Qu'il nous soit permis d'exprimer ici, combien nous avons eu à nous louer, dans cette circonstance, du concours si bienveillant que nous ont prêté M. le baron Dufour, intendant militaire de la 3e division, et M. le sous-intendant militaire Roux, qui dirigea sur l'hôpital militaire de Thionville des infirmiers plein d'intelligence et de dévouement. (1)

Mais déjà, avant notre arrivée à Thionville, M. le docteur Moizin, médecin en chef et premier professeur de l'hôpital militaire d'instruction de Metz, réuni au médecin et au chirurgien-major, seconds professeurs du même établissement, avait été chargé de concert avec ces derniers, par M. l'intendant militaire de la 3e division, d'aller constater la nature de l'affection régnante à l'hôpital militaire de Thionville. Ces médecins acquirent la conviction que le choléra développé dans cet établissement, y était entretenu par l'encombrement existant; aussi n'hésitèrent-ils pas à réclamer l'évacuation immédiate de tous les individus non cholériques, sur les infirmeries régimentaires qui furent

(1) Nous saisissons cette occasion pour remercier publiquement M. le le docteur Vanderbach de l'empressement amical avec lequel il nous seconda dans le service des cholériques, pendant toute la durée de l'épidémie.

aussitôt pourvues des médicamens et alimens nécessaires à ces nouveaux malades. En outre, l'impossibilité de trouver à l'instant un bâtiment convenable, leur fit proposer la construction de barraques dans l'intérieur du fort pour servir de succursale.

La stagnation de l'air qui s'altère, se corrompt, nous paraît donc la plus fâcheuse de toutes les circonstances; celle à laquelle il importe de rémédier avec la plus vive sollicitude. La ventilation des salles, des appartemens; le feu des cheminées ou des fournaux; l'isolement; l'aération des lieux et des habitations, tels sont les moyens à employer pour arriver à ce but.

Si la classe pauvre a souffert davantage du choléra, nous croyons qu'il est permis de l'attribuer à cette influence de l'*insalubrité, et de la stagnation* de l'air.

La sanification des vêtemens, des couchages, du linge des cholériques, comme moyen de salubrité, nous paraît aussi un excellent procédé prophylactique.

Quand à la disposition individuelle, elle est toute puissante.

Eviter les affections morales, la peur surtout, dont le premier effet est de brouiller l'esprit, et de ne plus permettre de suivre convenablement ce que la raison avoue.

Conserver dans ses travaux la mesure voulue; mais surtout éviter tout refroidissement de la peau, du corps en général, et principalement tout refroidissement intérieur; tel, par exemple, que celui que déterminent les fruits très-aqueux ou l'eau froide (1). L'expérience a démontré que les ingestions froides, sont les causes les plus puissantes des troubles digestifs entraînant le choléra. Voilà pourquoi le melon a été funeste à tant d'individus.

Nous croyons qu'il est permis d'attribuer ces résultats à la suppression de l'action excrétoire insensible des membranes dites *de rapport*, c'est-à-dire, de la peau et des membranes muqueuses; mais surtout de la membrane muqueuse gastro-intestinale.

C'est à cette dernière action que se rappportent les exutoires préservatifs proposés par M. le docteur Chauffard, d'Avignon, et déjà préconisés dans les cas de typhus. Mais nous n'avons pas eu occasion d'observer leurs effets.

En général, tout trouble digestif a paru très-scabreux en temps de choléra. Aussi a-t-on évité avec grand soin, d'administrer, durant l'épidémie, ni émétiques, ni purgatifs.

Nous avons donné des soins à une personne chez laquelle le choléra était la suite de purgatifs administrés intempestivement. L'observation 45e est un autre exemple de leurs fâcheux effets.

La préférence accordée aux légumes secs *décortiqués*, est fondée sur cette attention de favoriser les opérations disgestives, et d'éviter des troubles dangereux.

---

(1) Observation 18e.

DEUXIEME SECTION.

TRAITEMENT CURATIF.

Le traitement curatif consiste à extirper le mal quand on peut, ou bien à pallier ses effets lorsqu'il n'est plus possible de le détruire.

L'idée dominante des médecins, tant étrangers que nationaux, en proposant et en employant un grand nombre de moyens spéciaux, fut surtout d'atteindre l'agent cholérigène pour le détruire. Il serait difficile d'expliquer autrement l'emploi du sous-nitrate de bismuth (vanté par M. le docteur Léo); des vapeurs mercurielles, du calomelas, des frictions mercurielles, du chlorure de chaux, de l'huile de cajeput, de l'acétate d'ammoniaque, du charbon (employé par MM. Biett et Gueneau de Mussy), et tout récemment de l'*huaco*, plante du Mexique, à l'occasion de laquelle son inventeur a été nommé premier chirurgien de l'armée mexicaine.

Quand à l'usage d'autres moyens, également particuliers, il faut principalement en attribuer l'emploi à l'idée que s'étaient faits du choléra ceux qui les prescrivaient. C'est ainsi que les uns (1) attribuant cette affection à la supersécrétion des

(1) MM. Dupuytren et Serres.

follicules intestinaux, prescrivirent des astringens, l'acétate de plomb par exemple. Les autres y voyant une sorte d'inaction ou de paralysie du cœur (1), employèrent des excitans, tels que le punch. Ceux-ci insistant sur l'affection des nerfs, sur les crampes (2) préconisèrent l'opium ; ceux-là voyant une altération dans la composition du sang, administrèrent l'oxigène (3), l'eau oxigénée, l'oxidule d'azote (4) ou même pratiquèrent la transfusion, dans l'idée d'enlever la cause du mal et de renouveler la masse du sang.

Enfin, il en est qui attribuèrent aux frictions électriques (5), à l'électro-puncture (6), des effets avantageux ; tandis que d'autres croyaient trouver dans le sulfate de quinine (7), dans le colombo (8), la strychnine ; dans l'ipécacuenha (9), et même dans l'émétique un moyen assuré de guérison.

Nous ne parlons pas des antiphlogistiques qui devaient bientôt prendre le pas sur tous les autres moyens, parce qu'ils correspondaient à une opinion plus juste de la nature de l'affection.

Qu'il suffise de signaler cette multitude de moyens pour juger tout à la fois de la diversité des opinions et de l'incertitude évidente des méthodes lors de l'arrivée du choléra en Europe.

(1) MM. Magendie et Antomarchi.
(2) M. Louis.
(3) M. Touzet.
(4) MM. Damiron et Blondin.
(5) MM. Pravaz, Pariset et Lemolt.
(6) M. Biett.
(7) M. Kæmpfer.
(8) M. Hope.
(9) M. Alibert.

Avant d'aller plus loin, il importe de signaler qu'en effet il n'y avait que deux voies ouvertes aux médecins dans la thérapeutique du choléra; la première était de détruire la cause: ce fut la première parcourue; la seconde de remédier à ses effets.

Pour détruire l'agent cholérigène, qu'on ne pouvait mettre en doute, il fallait connaître sa nature. Or, aucune donnée n'éclairait à cet égard. Ce fut donc de la part des premiers médecins qui voulurent détruire la cause du choléra, une tentative hardie, mais évidemment téméraire, d'espérer la combattre avec succès, ou se prendre corps à corps avec elle par l'action de médicamens spéciaux. On crut, dans cette circonstance, pouvoir agir avec le même espoir de réussite que celui qu'on avait eu autrefois en ordonnant le mercure contre la syphilis. Mais les essais ne furent point heureux. Les expériences ne donnèrent gain de cause à aucun des moyens préconisés. Nous en exceptons le *Huaco*, sur l'action duquel nous ne pouvons rien dire.

On conçoit combien il était dangereux, au milieu de cette incertitude, d'oublier les lois de l'organisme animal pour s'attacher à la poursuite d'un agent insaisissable. Aussi le bon sens, la raison criaient-ils qu'il fallait, faute de données sur la cause, au moins connaître et apprécier les effets.

Nous avons dit à cet égard, l'extrême divergence des opinions.

MM. Dupuytren et Serres virent le choléra dans l'affection des follicules de la membrane muqueuse gastro-intestinale.

M. Magendie et le docteur Antomarchi, crurent en trouver l'origine dans l'état du cœur; M. Delpech dans l'affection du trisplanchnique; d'autres dans l'affection de la moelle épinière.

Les uns pour exprimer le caractère que l'affection leur semblait présenter, l'appellèrent *suette interne* (1), *névrose du canal intestinal passant à l'état inflammatoire* (2), *accès de fièvre pernicieuse algide* (3).

Beaucoup livrés à l'impression que faisait naître dans l'esprit l'état algide des cholériques, considéraient l'affection comme essentiellement *asthénique*, et croyaient à l'avantage et à la nécessité des stimulans intérieurs.

Il était réservé à M. le professeur Broussais, de répandre des flots de lumière sur cet important sujet, en rattachant aux lois physiologiques, et spécialement à l'irritation du canal digestif, toute la thérapeutique du choléra. Cet habile praticien proclama le premier dans ses leçons, recueillies avec avidité par la foule, et avec reconnaissance par tous, que ce qu'il y avait de plus important à considérer dans le choléra, c'était sa nature éminemment inflammatoire; qu'il ne fallait pas se laisser tromper par l'apparence d'une faiblesse primitive; cette débilité n'étant que le prélude d'une inflammation prochaine d'une extrême gravité.

Confirmant ce qu'avaient dit précédemment du choléra les médecins physiologistes qui l'avaient observé à l'étranger, tels que MM. Gravier à Pon-

(1) M. Dubun de Peyrelongue.
(2) M. Roche.
(3) M. Coster de Londres.

dichéry, Sophianopoulo en Grèce, De Chamberet et Trachez en Pologne, M. Broussais établit (1) que le *choléra est une inflammation générale de la membrane interne du canal digestif, depuis la gorge jusqu'à l'anus, mais dont la cause première est inconnue.* L'illustre professeur compare le choléra à la petite vérole, dont la cause est également inconnue, et dont on ne peut également combattre que les effets, c'est-à-dire l'*inflammation développée dans les organes.*

On ne saurait contester quelle immense influence eut dans la pratique la publication de ces idées. Tous les médecins dont l'opinion n'était point encore formée, se rallièrent à elles; et ceux qui avaient déjà sur ce sujet une opinion déterminée, modifièrent plus ou moins ce que leur avait suggéré la justesse de leur première vue.

Sans vouloir donc affaiblir en rien l'expression de la supériorité de la doctrine de M. le professeur Broussais, nous devons dire que cependant l'état actuel de la pathologie réclame une attention spéciale sur l'altération des fluides, mais surtout sur celle du sang qui est trop évidente dans le choléra pour donner matière au doute.

Or, comme en définitif, c'est l'opinion qu'on se forme d'une maladie qui dirige le médecin dans son traitement, il n'est point indifférent d'appuyer à l'occasion du traitement du choléra sur la nature du mal. Sa connaissance approfondie peut seule conduire à des indications thérapeutiques importantes.

(1) *Le Choléra-Morbus épidémique, etc.*, par F. J. V. Broussais. Paris, 1832, page 75.

M. le professeur Broussais considère le changement apporté dans les propriétés et dans la composition du sang, comme le résultat de l'affection extrêmement étendue du canal digestif qui soustrait une grande masse de sang à l'action respiratoire, en le fixant dans l'abdomen; comme aussi à l'engorgement consécutif des centres nerveux. Qu'ainsi les poumons n'agissant que sur une portion minime du sang de l'individu, la masse du sang au bout de quelque temps, reste inoxigénée et carbonisée.

M. le professeur Broussais ajoute à cette circonstance, un fait qu'il dit avoir constaté, c'est l'influence sur le cœur, des irritations sécrétoires considérables, des phlegmasies fort étendues, des douleurs profondes de l'abdomen. Le cœur dans ces cas, serait comme paralysé dans son action, et s'ajouterait à la première cause qui vient d'être signalée pour en accroitre l'effet.

Quelque vraisemblable que puisse être cette explication, il est nécessaire qu'elle cadre avec les faits pour présenter le caractère de la vérité toute entière.

Or, il est démontré que les cavités gauches du cœur des cholériques, ainsi que l'aorte contiennent presque toujours après la mort, du sang noir et liquide (*observations* 7e, 16e, 23e, 25e, etc.), de même que les cavités droites où il est quelquefois coagulé, et cela, même quand la mort a été très-rapide. Si l'altération du sang ne résultait que de la seule action des poumons sur une moindre quantité de sang, il devrait toujours y avoir une différence notable entre le sang venu des poumons et trouvé dans les cavités gauches du cœur, dans l'aorte;

et celui des cavités droites. Comment concevoir l'absence de cette différence, sans admettre une cause d'un genre différent, qui a agi à la fois sur toute la masse du sang indistinctement?

Si l'on compare ce qui précède avec ce qui s'observe chez les animaux morts empoisonnés, on verra que le sang alors reste noir et liquide, et que les viscères présentent ces congestions sanguines qu'on observe dans les viscères des cholériques.

En outre, la nature particulière des symptômes, au début, tels que: Picottemens généraux, étourdissemens, prostration, spasmes, anxiété précordiale, semblent démontrer la présence d'un agent qui se répand dans l'économie, et n'agit pas uniquement sur la muqueuse gastro-intestinale ; mais irrite aussi directement le système nerveux.

Ce qui se passe quelquefois dans le choléra d'une manière si distincte, (*obs*, 17e), a lieu aussi quelquefois dans la variole, et prouve la nature de la cause. C'est ainsi que nous avons constaté chez certains varioleux, deux jours avant l'erruption, l'existence d'une douleur au cœur, d'une vive anxiété précordiale qui semblait l'indice bien certain de l'irritation du cœur par un agent mêlé au sang.

Pourquoi donc à l'égard du choléra, ne pas considérer l'agent qui le produit comme un véritable corps étranger qui tend à s'échapper par toutes les voies excrétoires de l'économie, mais surtout par celle que lui offre la membrane muqueuse gastro-intestinale, habituée à certaines excrétions ? Pourquoi ne pas voir dans les grandes évacuations cholériques : *l'effort de l'économie qui cherche à entraîner au-dehors l'agent qui lui nuit ?*

Nous ne pouvons revenir sur ce que nous avons déjà dit plus haut à cet égard ; mais il nous semble que l'idée d'un corps étranger changeant la composition du sang, et irritant les organes vers lesquels le mouvement d'expulsion de l'économie le précipite, est de nature à fixer l'attention des praticiens sur des indications thérapeutiques importantes.

L'irritation gastro-intestinale si essentielle à surveiller ; et l'irritation des centres nerveux qui éclate presque en même temps, ne seraient point négligées ; mais ne deviendraient plus les seules choses à considérer.

C'est d'après ces vues que le traitement du choléra nous semble devoir être dirigé. Voici les indications qui en résultent :

Traitement du choléra suivant ses diverses formes.

Première forme. Le dévoiement et les divers troubles digestifs qui constituent la première forme, tels que gargouillement, bouillonnement, gonflement, gêne intérieure persévérante, coliques sourdes, etc., doivent être traités avec le plus grand soin.

Le dévoiement étant l'indice de la fluxion qui s'établit vers l'abdomen, il est nécessaire de le faire cesser le plus tôt possible. On y parvient 1° en cessant toute alimentation ;

2° En excitant la peau à remplir ses fonctions avec plus d'activité à l'aide de frictions cutanées : par l'usage de vêtemens chauds ; par l'emploi de ceintures de flanelles placées immédiatement sur la peau de l'abdomen ;

3° En prescrivant l'usage de l'eau de riz édulcorée avec le sirop de gomme ou le sirop de coing, et en administrant des demi-lavemens d'eau de son ou de décoction de tête de pavot amylacée ;

4°. Enfin, lorsque le dévoiement est accompagné d'irritation ou qu'il résiste à l'emploi des autres moyens, en appliquant des sangsues à l'anus, en employant les bains de siége ou de fauteuil, ainsi que l'opium en potions.

C'est dans la forme dont il s'agit que les sangsues à l'anus produisent d'excellens effets.

Deuxième forme. Lorsqu'avec le dévoiement, éclatent des vomissemens, il est nécessaire de joindre aux moyens précédens l'emploi des révulsifs vers les extrémités inférieures. Les sinapismes surtout nous ont paru extrêmement avantageux pour arrêter le vomissement. Les boissons ordinaires étant vomies, il est alors nécessaire de leur substituer les boissons gazeuses, la glace si justement préconisée par M. le professeur Broussais ; ou d'administrer les boissons ordinaires par très-petites gorgées, afin de ne pas fournir matière au vomissement.

Troisième forme. Dans la troisième forme, la saignée générale devient indispensable au début. Du reste le traitement est celui de la sixième forme exposé plus bas.

Quatrième et cinquième formes. Les quatrième et cinquième formes demandent l'emploi de révulsifs énergiques sur les extrémités. Tels qu'ils sont exposés pour le traitement de la sixième forme dont nous allons nous occuper maintenant.

Sixième forme. Traitement du choléra le plus grave.

INDICATIONS.

Première période. Au début :

1° Extraire, suivant l'état et la force des sujets, une quantité de sang suffisante, qui enlève en partie et l'agent cholérigène, s'il est mêlé au sang, et le sang lui-même qui doit devenir pour certains organes une cause d'inflammation.

2° Porter l'action vitale à la périphérie pour entraîner avec les fluides les corps étrangers introduits ; généraliser ainsi l'action des excréteurs de l'économie, afin d'éviter l'irritation qui résulte de l'action isolée d'un petit nombre d'entr'eux.

3° Calmer les organes irrités et particulièrement le système nerveux.

Deuxième période ; lors de la réaction :

4° Eviter avec grand soin toute rétrocession, toute concentration intérieure ; soutenir, par conséquent, avec persévérance l'action révulsive extérieure.

5° Combattre par les antiphlogistiques toute inflammation viscérale naissante.

Troisième période ; Recrudescence.

6° Agir comme dans première période.

Quatrième période ; Deuxième réaction.

7° Suivre les indications de la deuxième période.

Convalescence.

8° Surveiller la convalescence des cholériques.

Première période.

1° *Evacuations sanguines.*

L'avantage des évacuations sanguines au début, c'est-à-dire de la phlébotomie, a été positivement constatée durant l'épidémie. C'est ainsi que lorsqu'un choléra était imminent ou venait d'éclater, si l'on pratiquait une saignée du bras, ordinairement on remarquait une notable diminution dans les phénomènes cholériques, ou même une direction nouvelle, une physionomie nouvelle imprimée à la maladie. Là où aurait éclaté l'état algide, on ne voyait naître que des évacuations modérées, et une réaction facile. On eut dit l'économie déchargée, soulagée, et se relevant de l'état de contrainte ou d'oppression dans lequel elle semblait être.

Tels, du moins, se sont présentés à notre observation certains malades (*observ.* 13e, 21e, 34e, 36e, 42e.), chez lesquels la saignée du bras associée à d'autres moyens, a présenté les plus heureux résultats.

Mais il n'en était plus ainsi, quand l'état algide était prononcé, ou lorsque l'affection durait depuis quelque temps. Alors la saignée n'était plus suivie des mêmes effets. Il était même rare alors d'obtenir d'elle quelques secours.

Nul doute que l'emploi de ce moyen ne doive être proportionné à la force, au tempérament sanguin du sujet, surtout à l'état de turgescence et de lividité de la peau.

2° *Porter l'action vitale à la périphérie; généraliser l'action des excréteurs.*

Au moment où les fluides se précipitent vers la membrane muqueuse digestive, et la menacent d'une inflammation prochaine, on conçoit l'indispensable nécessité d'opérer une forte diversion à l'extérieur, de porter les fluides à la périphérie, et de provoquer l'action des organes excréteurs de la peau. Ceux-ci, quoique moins accessibles, moins perméables que ceux des membranes muqueuses, peuvent cependant prévenir par leur activité, une trop forte congestion intérieure et éviter de graves accidens.

Une foule de moyens tendent à produire ce résultat.

1. La chaleur artificielle qui excite l'action de la peau, telle que celle que communiquent des briques chaudes, des cruchons d'eau chaude, des vêtemens; des bas de laines, des gilets ou chemises de flanelles chaudes.

2. La chaleur développée par des frictions cutanées.

3. Le bain chaud ordinaire; le bain de vapeur.

4. Les cataplasmes chauds, larges et très-étendus.

5. Les ventouses appliquées en grand nombre.

6. Les frictions irritantes, avec le vinaigre simple ou aromatique, le liniment ammoniacal ou avec la teinture de cantharides.

7. L'urtication.

8. Les cataplasmes sinapisés ou les sinapismes.

9. La pommade ammoniacale.

10. Les vésicatoires.

11. Les moxas, la cautérisation transcurrente.

Ces moyens ont été tous employés; chaque praticien puisait dans l'état de l'individu, et dans son expérience personnelle les motifs de sa préférence pour l'emploi des moyens dont il pouvait disposer.

Ceux dont nous avons le plus à nous louer sont les suivans :

— La chaleur artificielle maintenue constante à l'aide de chemises en flanelles et de bas de laine dans lesquels les malades étaient enveloppés; des cruchons d'eau chaude placés aux pieds et sur les côtés des malades, lesquels entretenaient une chaleur permanente vers ces parties.

— Les frictions avec une pièce de flanelle trempée dans du vinaigre aromatique chaud, pratiquées sur toute la surface extérieure du corps et pendant longtemps; lesquelles tendaient aussi à provoquer la transpiration et à produire une révulsion modérée et générale vers la périphérie du corps.

— Les sinapismes surtout, ont paru produire d'excellens effets, et seuls, dans mainte circonstance, ont semblé suffire pour déterminer une réaction suffisante.

— Les vésicatoires ont été rarement employés, mais toujours avec avantage.

— Quant aux cataplasmes, ils l'ont été dans un

double but, celui de favoriser l'action de la peau et de calmer l'irritation des organes abdominaux.

On sait combien ils ont été préconisés à Moscou. Lors du choléra, on enveloppait les malades dans des espèces de très-grands cataplasmes qui constituaient le moyen de guérison principal.

La membrane muqueuse des voies aériennes si perméable, laisse aussi probablement échapper avec plus de facilité que la membrane muqueuse digestive, les corps étrangers qui peuvent être mêlés au sang dans le choléra; aussi ne témoigne-t-elle pas de douleur. Mais le danger d'appeler l'irritation vers les poumons, proscrit l'emploi de tout moyen qui tendrait à produire une dérivation ou une révulsion de ce côté!

3° Calmer les organes irrités, particulièrement le système nerveux.

Cette irritation est évidente:

L'intensité de la soif l'indique à l'égard des organes digestifs;

Les spasmes, les picotemens, les étourdissemens, la démontrent à l'égard du système nerveux.

Aussi la glace employée par petits fragmens introduits de temps à autre dans l'estomac, n'est-elle réellement qu'un sédatif. Elle tend à obscurcir un sentiment excessivement pénible. Les boissons gazeuses employées avec tant d'avantage pour éviter les vomissemens, n'avaient également pour but que de diminuer la vivacité d'un sentiment d'irritation interne indéfinissable.

Les potions opiacées et aromatiques calmaient

évidemment les phénomènes nerveux quand il était possible aux malades de les garder. Pour les crampes nous sommes toujours parvenu à les faire cesser très-rapidement par les frictions vinaigrées ou par le seul effet des sinapismes. Ce dernier moyen avait le triple avantage; 1° de porter le sang à la peau, de produire un mouvement excentrique des fluides; 2° de faire diversion aux crampes, qui cessaient à l'instant; 3° de prévenir ou de diminuer l'affection des centres nerveux.

Deuxième période. — Réaction.

4° *Soutenir la réaction commençante; maintenir la révulsion extérieure.*

Comme presque toujours lorsqu'une fois la réaction se développait, il y avait tendance au retour de la concentration intérieure au bout de quelque temps, il était extrêmement important de maintenir l'action révulsive extérieure. Ce retour, en effet, était bien souvent funeste.

De là la nécessité de varier les excitans externes, de les multiplier à la surface du corps pour éviter l'influence d'une irritation prolongée sur la même partie.

Les sinapismes occasionnaient, il est vrai, quelquefois des plaies très-douloureuses et très-longues à guérir durant la convalescence.

C'est à l'occasion de ces stimulations vives, qu'il a été loisible aux praticiens de remarquer avec quelle difficulté l'irritation se développe à la peau, dans quelque cas. On eut dit les membres des cholériques privés de vie et absolument insensibles.

Mais un danger était aussi à éviter, c'est la trop grande intensité des irritations extérieures dont le résultat définitif était de réagir sur l'encéphale, et d'y produire des effets fâcheux.

Aussi l'œil du médecin devait-il constamment suivre l'emploi des moyens et leurs résultats.

5° *Combattre toute inflammation viscérale naissante.*

Lorsque malgré les efforts du médecin pour provoquer la dispersion des fluides, l'action des excréteurs externes, et prévenir une congestion fâcheuse sur les organes digestifs et encéphaliques, ces derniers devenaient le siège évident d'une inflammation naissante, il était indispensable de la combattre.

C'est alors que les saignées locales devenaient extrêmement précieuses, et qu'elles concouraient avec les autres antiphlogistiques à débarrasser l'organe malade. Souvent même, l'inflammation naissant presqu'au même moment dans diverses parties, il était indispensable d'agir à la fois sur chacun des points souffrans.

Il serait fort inutile d'entrer à cet égard dans de longs détails, puisque le traitement de l'inflammation du canal digestif et de l'encéphale dans les cas de choléra, ne diffère en rien de celui qui est suivi dans les cas ordinaires.

Nous ne parlons point ici des nombreux moyens proposés ou employés pour ajouter au sang les élémens dont il paraissait privé. Ce qui a été publié à cet égard, n'inspire en leur faveur que peu de confiance.

Il en est de même de la *transfusion*. Toutefois nous ne pouvons nous empêcher de remarquer la bizarrerie, l'illusion des médecins qui, voulant remédier à la *désoxigénation* du sang des cholériques, introduisaient dans leurs organes circulatoires du sang *veineux*, c'est à-dire du sang *désoxigéné* !!

N'est-il pas évident que pour espérer un effet avantageux de la transfusion dans le cas de choléra, c'est avec du sang *artériel* qu'il convenait d'opérer ?

6° *Veiller sur la convalescence.*

On sait toute la susceptibilité du canal digestif lors de la convalescence, et combien les rechutes sont faciles et dangereuses quand un régime gradué et très-régulier n'est point suivi. Toute imprudence, tout écart de régime, est alors fatal. Les exemples de ces accidens funestes n'ont été que trop nombreux.

Mais il est des cas dans lesquels les convalescens restent languissans. Il est alors absolument indispensable de les faire changer de pays. Ce changement peut seul ramener leurs forces et mettre un terme à l'irritabilité extrême de leur estomac, incessamment porté à refuser les alimens en apparence les plus légers (1).

---

(1) Voici l'instruction donnée au chirurgien de garde de l'hôpital militaire de Metz, près les cholériques de notre division, pour son service dans l'intervalle des visites.

INSTRUCTION

Au chirurgien de garde près les cholériques.

» Quand un cholérique entre dans le service, on fait prévenir le médecin de son entrée.

» Les soins *immédiats* à lui donner, sont les suivans :

» 1° Le coucher dans un lit chauffé ou bassiné.

» 2° Lui mettre des bas de laine, des manchons, une camisole de flanelle, une boule d'eau chaude ou des briques chaudes aux pieds, un bonnet chaud. S'il est froid, on place en outre deux boules d'eau chaude sur les côtés du corps.

» 3° Ensuite s'il a les pieds, les mains, le nez, les joues, les lèvres froids; et surtout si le froid s'étend aux jambes, cuisses, bras, langue : frictionner toutes les parties extérieures accessibles, les membres principalement, avec du vinaigre aromatique chaud, pendant un quart d'heure et en attendant les moyens suivans qu'on dispose.

» 4° S'il y a cyanose ou turgescence et lividité de la face, et que la langue soit blanche et plate, que le pouls soit développé ou concentré, on pratiquera une saignée au bras gauche de huit onces; le sang sera gardé pour être présenté à la 1re visite.

» 5° S'il n'y a que cyanose très-légère ou qu'il n'y ait point de turgescence : point de saignée; se borner aux frictions et aux moyens désignés au numéro suivant.

» 6° Dans le cas, au contraire, où il y a rougeur du bout ou des bords de la langue, sans cyanose prononcée, et sensibilité ou douleur évidente de l'épigastre ou d'une autre région de l'abdomen : point de saignée générale, mais application de 10, 15 ou 20 sangsues sur le point douloureux, suivant l'intensité de la douleur et l'état d'anxiété existant.

» 7° S'il n'y a point de cyanose prononcée, point de rougeur à la langue, point de douleur épigastrique; mais vomissement, dévoiement, crampes, tiraillemens dans les jambes, bras, doigts, pieds : larges cataplasmes chauds sur l'abdomen, renouvellés de quatre en quatre heures; demi-lavemens avec la décoction de tête de pavot amydonnée (demi-once d'amidon par lavement); potion à prendre de quart d'heure en quart d'heure avec l'infusion de bouillon blanc et un quart de grain ou un demi-grain d'extrait aqueux d'opium. De plus, larges cataplasmes fortement sinapisés aux mollets et autour de chaque bras, levés trois heures après leur application, et remplacés par des cataplasmes émolliens chauds.

» 8° Enfin, si la douleur oppressive de l'épigastre se joint aux vomissemens et aux crampes, application de sangsues au point douloureux dans le nombre sus indiqué, et cataplasmes sinapisés aux extrémités. Ceux-ci doivent toujours être immédiatement appliqués, lorsqu'il y a agitation, mouvemens spasmodiques ou coma.

» 9° La boisson doit être la limonade tartrique simple ou gommée, lorsqu'il n'y a pas de diarrhée; et de l'eau de riz gommée, quand il y a diarrhée. Ces boissons doivent être administrées en très-petite quantité à la fois.

» 10° A l'égard des cholériques déjà visités par le médecin, le chirurgien de garde exécute les prescriptions qui les concernent ou les surveille, lorsqu'elles doivent être exécutées par les infirmiers. S'il survient quelques accidens, il y pourvoit en se guidant sur les indications ci-dessus.

» 11° La glace, lorsque la soif est intense et inextinguible, ne doit être donnée, aux seuls malades déjà visités, que de quart d'heure en quart d'heure, et par très-petits glaçons que le malade ne doit pas avaler immédiatement.

» Metz, le 27 juin 1832.

Le Médecin, PASCAL.

NOTA. Cette instruction est déposée entre les mains du chirurgien de garde près des cholériques, qui doit la transmettre à celui qui lui succède, et la représenter en cas de besoin.

FIN.

ERRATA ET RECTIFICATIONS.

Pages.	*Lignes.*	*au lieu de:*	*lisez:*
21	20	sur *lesquels* ils reposent	— sur *lequel* ils reposent.
24	27	la violence *de* crampes	— la violence *des* crampes.
28	17	*améloration*	— *amélioration.*
34	5	le 30 juin	— le 13 juin.
43	29	*filemens*	— *filamens.*
46	7	*au* bras	— *aux* bras.
58	7	de *couleurs*	— de *couleur.*
61	3	de *maladies*	— de *maladie.*
62	10	*appellés*	— *appellé.*
Id.	13	*froides*	— *froids.*
64	28	dix à l'hypogastre	— dix *sangsues* à l'hypogastre.
66	21	page 75	— page 76
68	16	*abondonné*	— *abandonné.*
71	29	bulles d'acide carboniq.	— bulles *présumées* d'acide carb.
74	17	très *injectées*	— très *injectés.*
77	13	*commencent*	— *commençaient.*
87	6	*lc*	— *le*
110	16	*âgée*	— *âgé.*
Id.	17	*environs*	— *environ.*
111	14	*indispostion*	— *indisposition.*
117	16	*intérieures*	— *intérieure.*
124	27	*Côte*	— *Côtes.*
125	14	mais imperceptible	— mais *presque* imperceptible.
193	24	*la* remplace	— *le* remplace.
230 *note*	25e *lig.*	cette habitnde *ne* paraît	— *me* paraît.
248	21	ont *proclamée*	— ont *proclamé*
264 *note*		masses *nerveuse*	— masses *nerveuses.*
269	4	(La note statistique citée contient probablement un oubli relatif aux enfans décédés; car la réunion des chiffres qui expriment le nombre des hommes et des femmes morts du choléra, ne donne pas le total des décès, qui est de 8,253).	
271	19	*sarrassins*	— *sarrasins.*

www.ingramcontent.com/pod-product-compliance
Lightning Source LLC
LaVergne TN
LVHW020054060726
842526LV00004B/896